Christine Fuchs
Sam Hess

Rituelle Hausräucherung

Räume, Häuser und Büros
energetisch reinigen

nymphenburger

INHALT

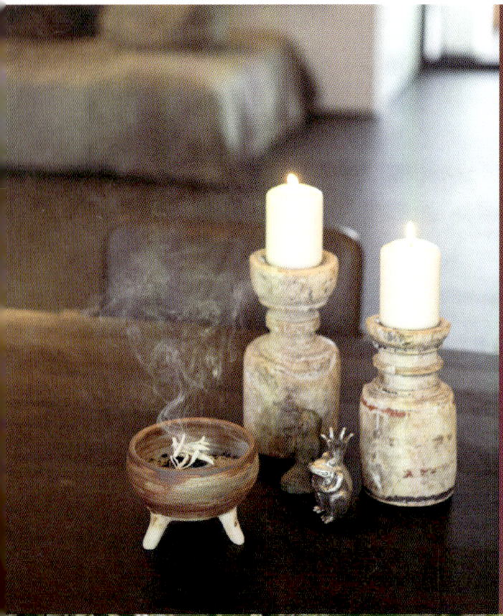

EIN KRAFTSPENDENDES UMFELD GESTALTEN

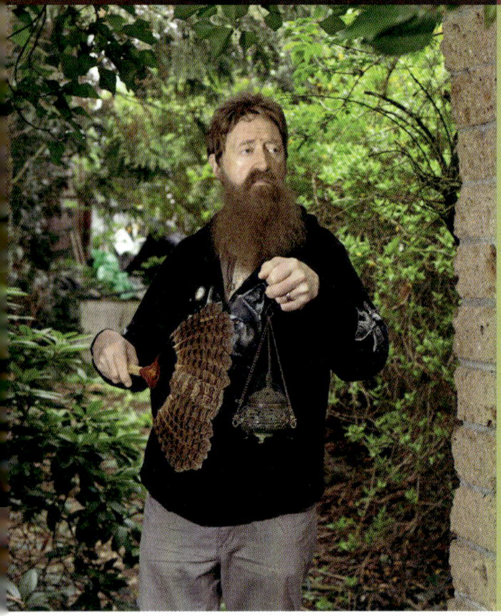

FÄLLE AUS DER PRAXIS – SAM HESS ERZÄHLT

ANLEITUNG ZUR HAUSRÄUCHERUNG

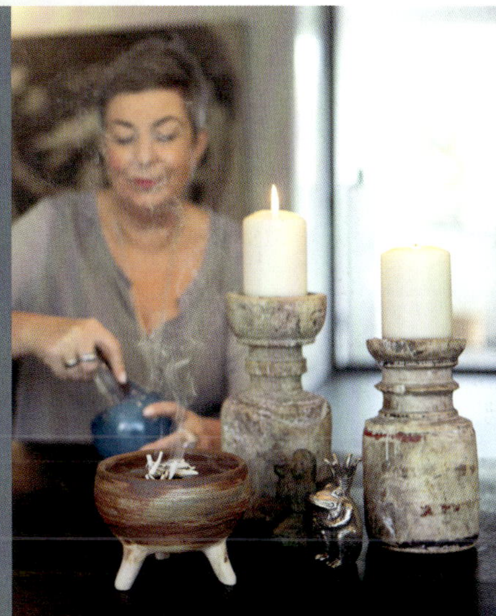

ZU GUTER LETZT

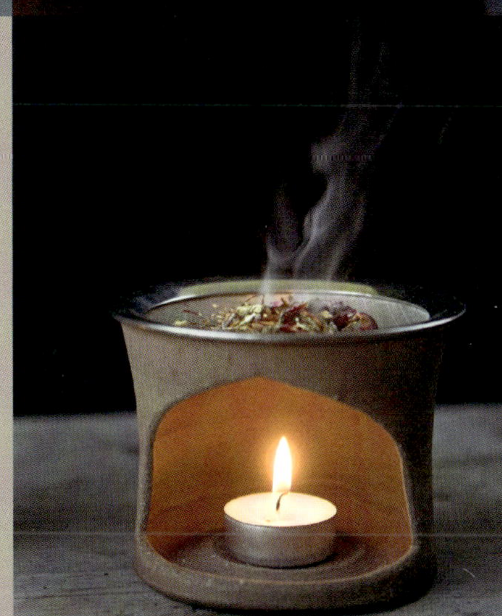

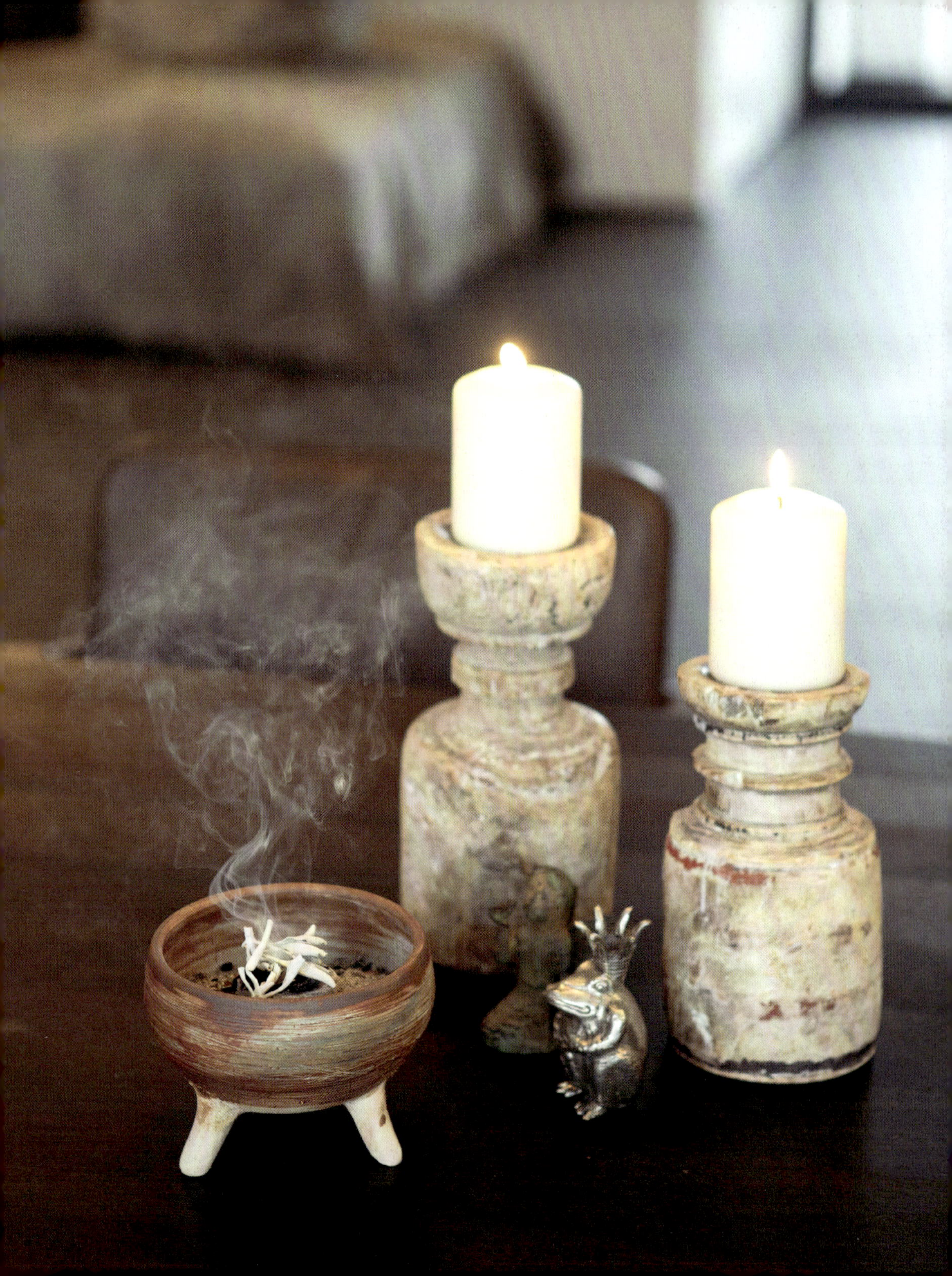

Ein kraftspendendes Umfeld gestalten

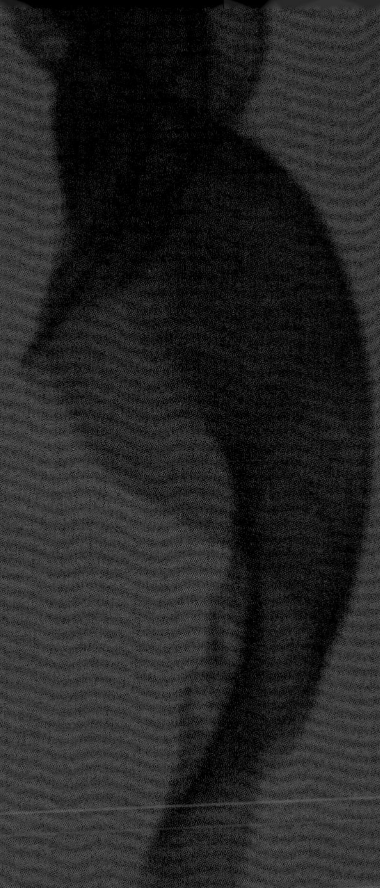

Unser Zuhause ist weitaus mehr als ein Dach über dem Kopf: Es ist der Bereich, in dem sich Körper und Seele regenerieren und wohlfühlen möchten. Die Region, in der wir leben und die Räume, in denen wir uns täglich aufhalten haben unmittelbaren Einfluss auf Wohlbefinden und Gesundheit. Deshalb sollten sie ein Hort der Geborgenheit und ein Kraftplatz sein.

DAS WOHN- UND ARBEITSUMFELD ALS QUELLE DER KRAFT

DER UNSICHTBARE RAUM IM RAUM

Das kennt jeder – Wir betreten einen Raum und spüren sofort: *Hier ist dicke Luft, hier stimmt was nicht.* Oder noch extremer: Uns läuft ein kalter Schauer über den Rücken und die Nackenhärchen stellen sich auf. Wohlbemerkt spüren wir es nur. Wir fühlen, dass hier etwas anders ist, obwohl wir nichts Beunruhigendes sehen können. Unser wachsam umherschweifender Blick in den Raum signalisiert uns, dass alles ok ist: »Sieht doch ganz gut aus hier«. Wir versuchen die Wahrnehmung des siebten Sinns schnell wegzudrücken. Meistens bleibt jedoch ein unbestimmtes Gefühl zurück, das wir schwer benennen können. Was ist hier los?

Unser Wohnumfeld besteht nicht nur aus vier Beton- oder Holzwänden und diversen Möbeln und Wohnaccessoires. Zwischen diesen materiellen Einrichtungsgegenständen gibt es noch viel mehr! Auch, wenn wir es uns auf Anhieb schwer vorstellen können: Jeder Raum ist auch gefüllt mit Energie und Schwingung! Noch vor gar nicht so langer Zeit haftete diesen beiden Begriffen ein leichter Hauch von »Eso-Szene« an. Da hat sich jedoch etwas getan.

Der erste Blick fällt meist auf die Einrichtung. Sie macht jedoch nur einen Teil der Atmosphäre aus.

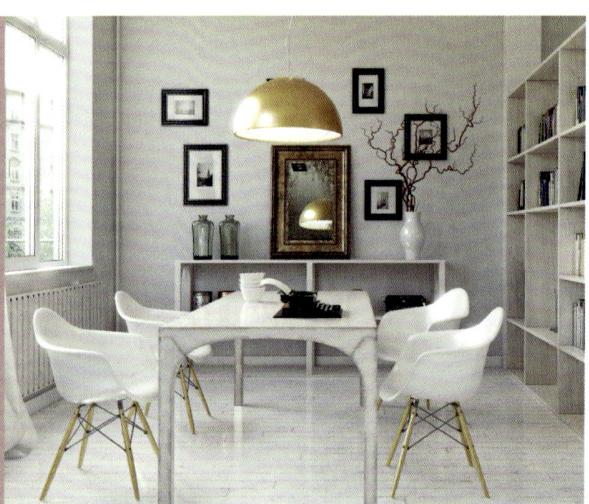

Einstein würde sich freuen, könnte er noch miterleben, wie seine Erkenntnisse über den Bereich der Quantenphysik hinaus wirksam werden. Wir spüren immer mehr, was Materie eigentlich ist: verdichtete Energie, die aus Schwingungsfrequenzen besteht. Wir sind umgeben von einem regelrecht wabernden Energiemeer, das unterschiedlich schwingt.

Übertragen auf unsere Umgebung bedeutet es, dass wir wahrnehmen, was um uns herum los ist. Feinfühlige Menschen spüren die Ort- und Raumatmosphäre unmittelbar. Andere bemerken erst im Laufe der Zeit die

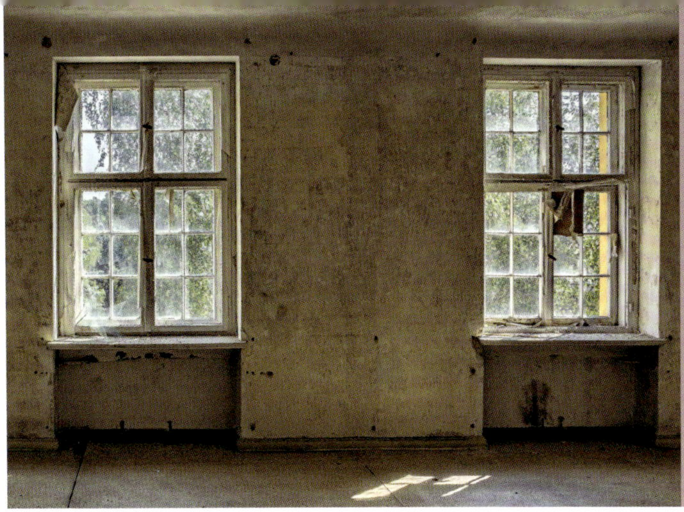

körperlichen Auswirkungen als Unwohlsein, Unruhe, Schlaflosigkeit oder andere Beeinträchtigungen. Soweit muss es jedoch nicht kommen. Mit ein bisschen Übung kann es jedem gelingen, sich der Energie in seinem Umfeld schnell bewusst zu werden. Die Wahrnehmungsübungen hierzu finden Sie im Kapitel »Anleitung zur Hausräucherung« auf S. 92–93.

Auch in unmöblierten Räumen nehmen wir meist sofort wahr, ob wir uns hier dauerhaft wohlfühlen können.

RÄUME FÜHLEN

Wie jedoch entsteht eine Raumenergie überhaupt? Was beeinflusst die Atmosphäre? Zum einen können unsere aktuellen Gefühle, Befindlichkeiten und Stimmungen auf Räume projiziert werden. Zum anderen haftet Räumen auch eine eigene Aura an, die sich im Übrigen in einem Geruch, der für jede Wohnung typisch ist, ausdrückt. Diese speist sich aus dem, was in sie hineingegeben oder dort zurücklassen wurde. Häuser, in denen ganze Generationen einer Familie gelebt haben, speichern die schicksalhaften Ereignisse der Vergangenheit. Sie haben ein Gedächtnis, sie saugen auf, was ihre Bewohner getan haben, Positives wie Negatives.

Mauern, Wände, Balken und Böden – wenn sie nur sprechen könnten ... Das tun sie natürlich nicht. Doch je größer die Verbundenheit und das Einfühlungsvermögen der Bewohner in Bezug auf ihr Wohn- und Arbeitsumfeld ist, desto mehr werden sie wahrnehmen können.

Auch die Funktion eines Gebäudes oder auch nur einer Etage beeinflusst die Qualität der Energie. Denn bereits beim Entwurf, im Bau- oder Umbauprozess und mit der Inneneinrichtung manifestiert sich die zukünftige Bestimmung. Was wir also auf einer feinstofflichen Ebene in Räumen fühlen, ist ein Konglomerat aus dessen Vergangenheit, seiner Bestimmung und den eigenen Gefühlen, die wir dort hineingeben.

Plätze, Orte, Landschaftsstriche – auch sie haben ihre Geschichte und damit eine Aura. Es lohnt sich, einen zukünftigen Bebauungsplan genauer zu studieren, Flur- und Gewandnamen in Erfahrung zu bringen und Rückschlüsse zu ziehen.

SEELISCHE HINTERLASSENSCHAFTEN

Die Chronik der Räume, in denen wir leben und arbeiten, wirkt auf uns. So schenkt uns eine lockere Atmosphäre Wohlbefinden, gute Energie und hat eine unterstützende Ausstrahlung. Alles geht leicht von der Hand, die Kommunikation ist im Fluss, Kreativität kann sprudeln. Im umgekehrten Fall haben wir in manchen Räumen den Eindruck, dass uns Energie »abgezapft wird«, sowohl auf körperlicher als auch auf mentaler Ebene: Ausgelaugt, schlapp und gerädert fühlen wir uns dann. Die Stimmung ist gedrückt und es geht nur zäh vorwärts.

Ob Einkaufscenter, Krankenhaus, Museum, Hotel, Bürogebäude oder Produktionshalle, alle unterscheiden sich grundlegend in Zweck und Absicht. Beim Betreten geht unser seelischer Innenraum mit einer jeweils anderen Energie in Resonanz. Menschen, die viel Zeit in Großraumbüros und Konferenzzimmern verbringen, können ein Lied davon singen, allerdings ein trauriges. Auch Privaträume, die häufig mit Streit, Wut und Aggression genährt werden, bilden eine Art »Gefühlsglocke«, in die Bewohner und Besucher eintauchen, ob sie wollen oder nicht.

Mit weitaus extremeren Energien haben wir es zu tun, wenn in einem Raum ein Selbstmord oder sogar ein Mord stattgefunden hat. Die Seele dieses Wesens bleibt dann oft in einer Zwischenwelt verhaftet, sie »hängt« dann als Geistwesen im Raum fest. Vor allem sensible Menschen und Kinder spüren diese Wesenheiten, die sich als »Poltergeist« bemerkbar machen können. Die Gründe, weshalb diese Wesen nicht gehen können, sind höchst unterschiedlich. Die einen lassen nicht los, weil sie an diesem Ort noch etwas zu erledigen oder mit den Menschen, mit denen sie es in ihrem Leben zu tun hatten, noch etwas zu klären haben. Ihnen fehlt nun einfach ihr Körper, um ihre für sie vorgesehenen Aufgaben zu Ende zu bringen. Wieder andere halten an Haus oder Firma fest, weil sie ihr Lebenswerk nicht vererbt sehen wollen. Andere wiederum werden von einer nicht enden

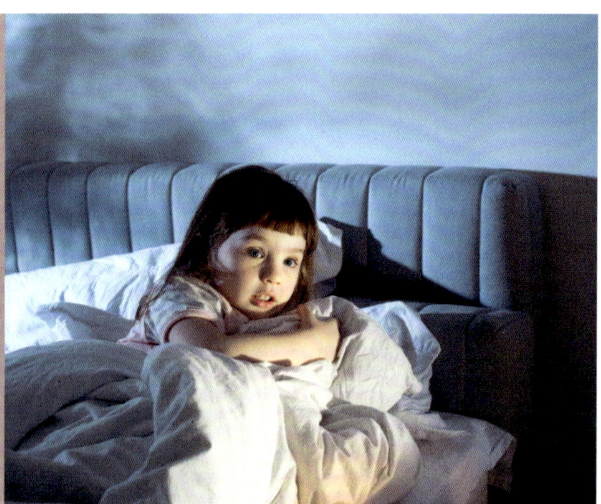

Gerade Kinder nehmen oft sehr viel wahr. Eltern sollten das unbedingt ernst nehmen und souverän damit umgehen.

wollenden Trauer ihrer Angehörigen festgehalten. Davon zeugt oft ein altarartiger Schrein mit Kerzen und unzähligen Fotos des Verstorbenen mitten im Wohnzimmer.

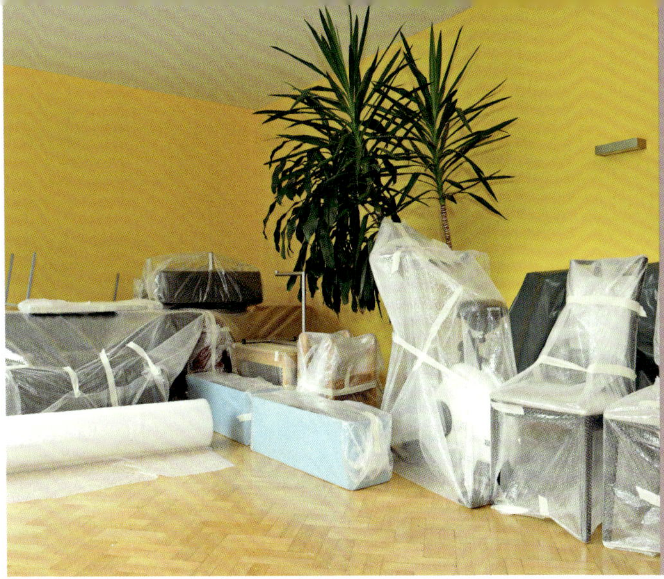

Neben Möbeln prägen auch Farben und Pflanzen die Raumatmosphäre. Am besten sollte man das alles schon vor dem Einzug miteinplanen.

Den Ahnen zu gedenken ist richtig und wichtig, jedoch alles zur passenden Zeit. Vom Jahreskreisfest Samhain am 1. November bis in die Raunächte gedachten unsere keltischen Vorfahren ihren Verstorbenen, brachten ihnen Speiseopfer und baten sie um Hilfe und Unterstützung. Dann war aber auch wieder gut – bis zum nächsten Zyklus. In allen Fällen brauchen diese erdgebundenen Wesen Hilfe und Unterstützung, um loslassen und auf eine andere, jenseitige Ebene gehen zu können.

An dieser Stelle warne ich jedoch auch vor Überinterpretation. Nicht jedes Geräusch im Haus wird von einem Geistwesen verursacht. Häufig gibt es recht profane Ursachen, und wenn es nur die umtriebigen Mäuse im alten Gebälk sind.

WIE DIE EINRICHTUNG DEN RAUM PRÄGT

Das Wohn- und Arbeitsumfeld einzig und allein auf dessen Gedächtnisspeicher zu reduzieren, wäre unvollständig – auch wenn das hier unser Hauptthema ist. Die farbliche Gestaltung eines Raumes spielt ebenso eine Rolle und darf nicht unterschätzt werden. Knallrot im Schlafzimmer heizt vielleicht das erotische Beisammensein an, ist jedoch völlig ungeeignet für einen erholsamen Schlaf – um nur ein Beispiel zu nennen. Die Begrünung mit reinigenden Zimmerpflanzen, Lichtquellen, Stoffe und Materialen mit unterschiedlicher haptischer Anmutung, Qualität und Anordnung der Möbel, all das prägt einen Raum ebenso und beeinflusst Wohlbefinden und Aufenthaltsdauer, wie auch Feng Shui lehrt. Das alles kann noch so positiv und hochwertig sein, wenn jedoch Unordnung die gesamte Wohn- oder Arbeitsstruktur beherrscht, steht diese leider im Vordergrund, der Rest bleibt wirkungslos. Nicht umsonst haben Aufräumspezialisten wie Marie Kondo neuerdings Hochkonjunktur.

DAS HAUS – MEHR ALS EIN DACH ÜBER DEM KOPF

HORT DER SICHERHEIT …

Das Bedürfnis nach Schutz ist so grundlegend und alt wie die Menschheit selbst. Unterwegs als Jäger und Sammler schlugen schon die steinzeitlichen Menschen ihre Wohnstätten unter schützenden Felsüberhängen oder Felsvorsprüngen auf, »Abri«genannt. Weltweit wurden in Höhlen die großartigsten steinzeitlichen Artefakte gefunden. Woraus wir ableiten können, dass ein umschlossener Raum schon immer einen Hort des Schutzes und der Sicherheit symbolisierte. Dort konnten die Menschen guten Gewissens ihre wertvollen Kultobjekte lagern.

Der Mensch verstand sich früher als Teil der Natur. Auch seine Behausungen waren so naturnah wie möglich.

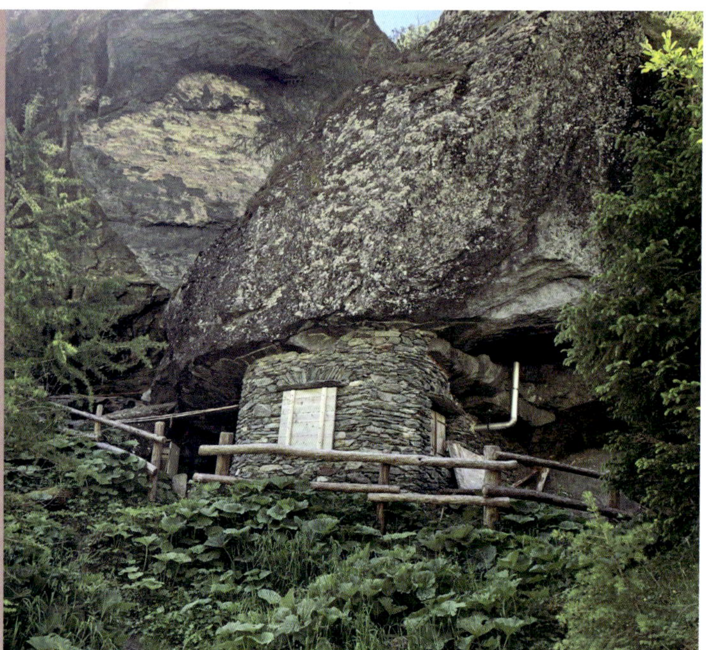

Zu Beginn der Sesshaftwerdung fingen Mensch und Tier an unter einem Dach zu leben. Sie teilten miteinander Behausung, Tagesrhythmus, Nahrung und das wärmende Feuer. Die nackte Erde war der Fußboden. Aus Stroh, Steinen und Lehm bestanden Wand und Dach. Das Haus wurde als Teil der Natur wahrgenommen, es lebte aus der Erde heraus – wie einst die Höhle und der Abri. Landschaftliche Bedingungen und die Bedürfnisse der dort lebenden Naturwesen wurden bei der Bebauung berücksichtigt und respektiert. Diese Erd- und Naturverbundenheit war damals weniger Ausdruck eines besonders bewussten und achtsamen Lebensstils. Vielmehr spiegelte sich darin die sehr enge Beziehung zwischen Mensch, Tier und der Natur wider.

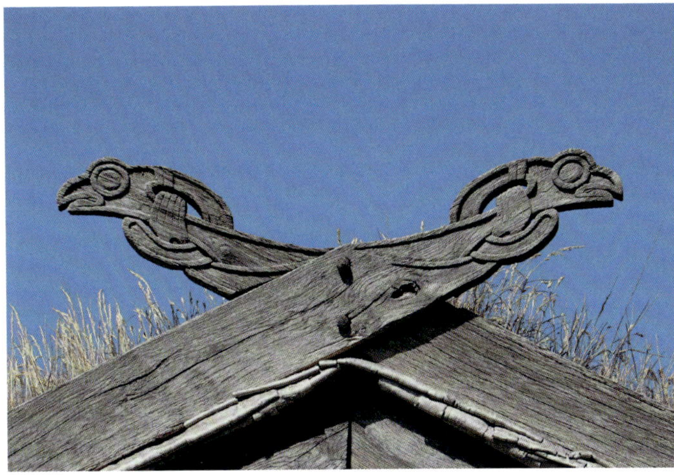

Unsere Ahnen haben der Kraft von Symbolen vertraut, um ihre Häuser zu schützen.

… UND BEDROHUNG AUS ALLEN RICHTUNGEN

Die Gefahren für Sippe, Vieh und die bewirtschafteten Flächen nahmen im Laufe der Jahrtausende immer mehr zu. Naturgewalten wie Hitze und Überflutungen konnten die Ernte vernichten und brachten Hunger, Krankheit und den Tod. Kriegerischen Auseinandersetzungen fiel Landbesitz zum Opfer. Die Menschen wurden im wahrsten Sinne des Wortes obdachlos – es fehlte das schützende Dach über dem Kopf.

Doch damit nicht genug. Durch die immer größer werdenden Ansiedlungen, die zu Dörfern und ganzen Städten auswuchsen, drohte weiteres Ungemach. Katastrophale hygienische Zustände mit widerwärtigsten Geruchswolken begünstigten den Ausbruch von Seuchen. Es galt, sich vor fauligen und fäkalienartigen Gerüchen und deren Folgen in Sicherheit zu bringen. Das Bedürfnis nach Schutz wurde also immer größer – und diesen bot das Haus. Es wurde zum schützenden Dach über dem Kopf, das bewahrt, gehegt und gepflegt werden musste. Im Bewusstsein des Volkes verschmolz das Schicksal zwischen Haus und Besitzer im Laufe der Zeit immer mehr.

Parallel veränderten sich die Glaubensvorstellungen, denn die Ausbreitung religiöser Vorstellungen begründete die Überzeugung, dass das Unheil die Menschen nicht zufällig traf, sondern böse Mächte voller Absicht großen Kummer und arge Not über Haus und Bewohner brachten. In der volksmagischen Tradition fanden die Menschen Hilfe. Seit Generationen waren zahllose Schutz- und Abwehrmaßnahmen bekannt, um das Übel zu bannen.

DER HEIMISCHE HERD – ORT SEELISCHER VERSENKUNG

DER HAUSALTAR IN FEUERNÄHE

Zauberzeichen und magische Symbole, Tierfetische und heilkräftige Pflanzen, Weihwasser und Segenssprüche sollten den ersehnten Schutz bringen, die Furcht im Zaum halten und die Hoffnung auf die bestmögliche Entwicklung der Dinge nähren. Für diese volksmagischen Bräuche wurde die unmittelbare Umgebung der Feuerstelle im Haus zu einer zentralen Stätte.

Der Platz, an dem die Feuerstelle war, war einst der wichtigste Raum im Haus, die Glut durfte nie erlöschen. Dafür war »Aschenputtel« zuständig, die jüngste Tochter in der Familie. Zu jahreskreislichen Festen wie beispielsweise der Wintersonnenwende im Dezember wurden die häuslichen Flammen gelöscht. Ein glühender Holzscheit wurde beim Ritual dem gemeinsam entfachten Feuer in der Dorfmitte, auch Julfeuer genannt, entnommen, um damit zuhause das heilige Feuer wieder zu entzünden.

Feuer ist seit Menschengedenken das Elemet, das für Wärme, Schutz, Gemeinschaft steht – und war schon immer Mittelpunkt vieler Rituale.

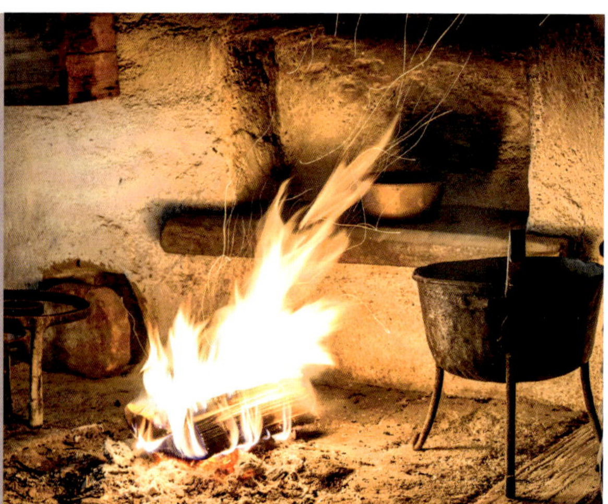

Jeder, der einen Kaminofen sein Eigen nennt, kann – wenn auch nur ansatzweise – die Bedeutung eines lodernden Feuers für unsere Vorfahren erahnen. Denn der Raum beginnt zu leben, sobald die Flammen im Ofen hinter der Glasscheibe zu züngeln beginnen. Äußerliche Behaglichkeit und eine nährende innere Seelenwärme breiten sich aus.

Der Bereich rund um den Kamin entwickelte sich nach und nach zum häuslichen Altar. Dort drückten die Menschen ihre seelischen Bedürfnisse in einem geschützten Rahmen aus. Naturreligiöse und christliche Symbole teilten sich einvernehmlich den prominenten Platz.

Holzkreuz, Hufeisen, Amulette, Talismane und geweihte Buchsbaumzweige zeugen davon, was gebannt und was herbeigewünscht wurde.

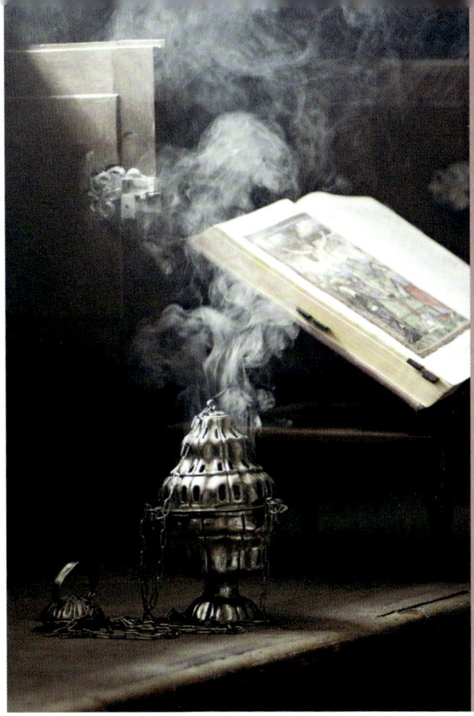

Im Rauch vereint: Opfer und Botschaft an die Götter sowie Abwehr und Schutz vor Geistern und Dämonen.

RÄUCHERN UND SEGNEN

Das Feuer lieferte die glühenden Holzkohlestücke, um die Gebete gen Himmel zu schicken und den Göttern und später dem einen Gott zu opfern. Räucherwerk wie Wacholder, Beifuß, Mistel und heimische Harze von Nadelbäumen begleiteten Zeremonien, an denen die Ahnen um Hilfe gebeten und die Elemente der Natur gnädig gestimmt werden sollten. Drohenden Gewittern wurde mit dem Rauch von ins Feuer geworfenen Johanniskrautbüscheln und Palmzweigen getrotzt. Zum Ende der Pestepidemie war es dann der Mesner des Dorfes, der mit Weihrauch räuchernd und ein Gebet sprechend durch die Häuser ging, um Dämonen und den Teufel davon abzuhalten, weitere todbringende Seuchen über die Menschen zu bringen.

An wichtigen Festtagen schätzten unsere Vorfahren die Gefahr dämonischer Angriffe besonders hoch ein. Eine intensive Reinigung und ganz besonderer Schutz waren nötig. Beides gewährleistete das Räuchern und Segnen. In mystischen Zeitphasen wie den Raunächten zwischen Weihnachten und dem 6. Januar war das Ausräuchern des Gehöftes ein wichtiges Ritual für alle Bewohner. Das hatte mehrere Gründe: Blitzblank und sauber sollten die Räume sein zur Begrüßung des an der Wintersonnenwende neugeborenen Sonnenlichts. Außerdem war in diesen 12 heiligen Nächten Wotan, bedeutendster Gott in der nordischen Mythologie, mit seiner wilden Jagd unterwegs. Aromatischer Räucherduft von Wacholder, Beifuß und Fichtenharz war die Einladung an ihn, sich auf dem Gehöft zu zeigen. Mit dabei waren auch die Totenseelen, die Ahnen der Sippe. Sie sollten sich durch räuchergereinigte und wohlduftende Räume und Speiseopfer angezogen fühlen, um sich wieder als Nachkommen in der Sippe niederzulassen. Wotan und sein wildes Heer hinterließen den Bewohnern Glück, Wohlstand und Gesundheit. Geschützt und gesegnet konnte jetzt der Blick ins neue Jahr gehen.

RAUCH UND DUFT – DRINNEN WIE DRAUSSEN

WACHOLDERRAUCH UND ESSIG – HYGIENEMITTEL UNSERER AHNEN

Vor der Verbreitung von Seuchen schützte man sich im Altertum bis zum ausgehenden Mittelalter mit Räucherungen. Der ärmere Teil der Bevölkerung vertraute auf das Verräuchern von Heilkräutern wie Melisse, Rosmarin, Salbei, Minze, Thymian, Lavendel, Lorbeerblättern und Quittenschalen. Mit Rosmarin und Wacholder wurden Hospitäler desinfiziert. Schwefel, Schießpulver, Teer, Essig, Zündpulver und sogar Siegellack ergänzten Kräuter und Hölzer, um Fäulnis und Krankheit vorzubeugen, beispielsweise auf Schiffen. Zur besseren Gesellschaft zählte, wer über ein silbernes Räucherpfännchen oder ein sogenanntes Räucherkistchen verfügte. Der Vorläufer des modernen Räucherstövchens bestand aus einem kleinen Holzkasten mit Rost, in den unten ein Feuerbehälter mit glühenden Kohlen platziert wurde. Räucherkugeln und Räucherplätzchen wurden auf den Rost gelegt oder in heiße Asche gebettet. Weitgereiste Boten aus »hygienisch unreinen« Ländern wurden damit einer reinigenden Abräucherung unterzogen.

Auch im medizinisch-hygienischen Bereich galt Rauch und Duft als Allheilmittel schlechthin.

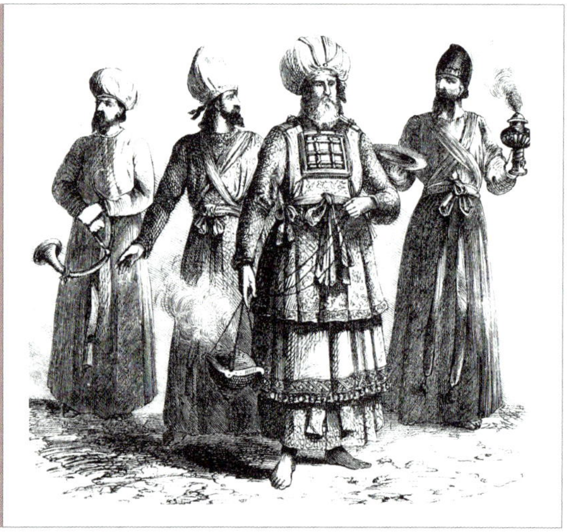

Während der großen Pestepidemie zu Beginn des 18. Jahrhunderts in Frankreich wurden sogar »Desinfektionstruppen« installiert, die Häuser in einer dreistufigen Vorgehensweise ausräucherten: In der ersten Phase mit heilkräftigen Kräutern, in der zweiten mit Schießpulver, in der dritten mit Arsenik und weiteren, nicht bekannten Drogen. Vom Erdgeschoss aus ließen sie den Rauch wie in einem Kamin nach oben ziehen. Aus Griechenland, England und Frankreich ist bekannt, dass in ganzen Straßenzügen Raute und Wa-

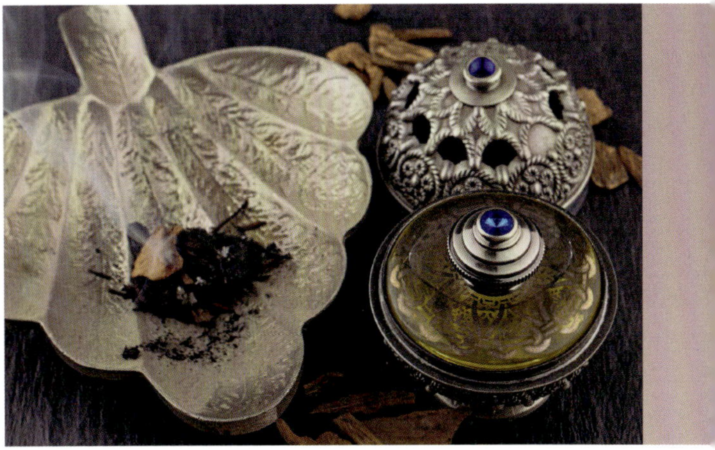

cholderbüsche entzündet wurden, was die Bevölkerung tatsächlich vom Schwarzen Tod verschonte.

Die Kirchen erfreuten sich an den nützlichen Nebenwirkungen einer Räucherung, denn aus den unterirdisch gelegenen Gruften drang widerwärtiger Leichengestank unter die Betenden. Überdeckt von den aufsteigenden Duft- und Rauchwolken des Weihrauchs, der gleichzeitig desinfizierte, rückten auch die Ausdünstungen der Gläubigen aufgrund der mangelnden Hygiene in den Dufthintergrund.

Aromatische Wohldüfte waren immer Zeichen für Wohlstand und Gesundheit. Gestank dagegen für Armut und Siechtum.

WOHLDÜFTE ZUR VORBEUGUNG UND RAUMHARMONIE

Sogenannte Hygieniker und Ärzte gingen davon aus, dass die Entstehung von Krankheiten ursächlich mit den vorherrschenden Gerüchen und der mangelnden Hygiene zusammenhing, vor allem in unzumutbaren Wohnverhältnissen und den Armenvierteln. Was im alten Ägypten schon lange en vogue war und auch hierzulande bereits das gutsituierte Bürgertum erreicht hatte, schwappte nun auch in das Bewusstsein der ärmeren Bevölkerungsschichten.

Im Orient nämlich drückten üppige Wohldüfte aus Räucherwerk wie Weihrauch, Myrrhe, Styrax u.a. die Zugehörigkeit zu einer bestimmten Gesellschaftsschicht aus und signalisierten immer Reichtum, Gesundheit und Wohlbefinden. Dort, wo es stank, war Armut und Siechtum zuhause! In den folgenden Jahrhunderten verbreitete sich der Sinn für Duftästhetik immer weiter. Wachsame Beobachtungen führten zu der Erkenntnis, dass sich die Atmosphäre in einer Familie vom spezifischen Raumgeruch ableiten ließ. Auch der spezielle Geruch von Räumen und Möbeln wurde immer sensibler wahrgenommen. Harmonie in den Räumen sollte sich in den seelischen Stimmungen zeigen. Der Schluss liegt nahe, dass hier die Geburtsstunde der Prophylaxe liegt. Wohlduftende Räume sollten von guter Hygiene und bester Stimmung zeugen, und beides sollte den Ausbruch von Krankheiten verhindern.

HAUSRÄUCHERUNG HEUTE

MODERNE ANLÄSSE – ALTBEWÄHRTE MITTEL

Durch viele Jahrtausende und alle Bevölkerungsschichten hindurch hatte eine reinigende Räucherung viele Motive. Je nachdem, in welchem gesellschaftlichen Kontext die Menschen lebten. Das Mittel, das Abhilfe schaffte, blieb jedoch dasselbe. Heute leiden wir weniger unter belästigenden, menschlichen Ausdünstungen, außer wir zählen – berechtigterweise – die unerträglichen künstlichen Parfümwolken hinzu, die ohne Rücksicht und gerne in Überdosis zum Einsatz kommen. Dafür sind neue Beweggründe für eine Hausräucherung hinzugekommen. Die modernen Entwicklungen unseres Alltags- und Berufslebens beeinflussen das, was schon immer da war: Gefühle, Stimmungen, Befindlichkeiten und – die jenseitige Welt!

Wohnungswechsel und Renovierung

Äußere Veränderungen, wie ein Umzug, sind die idealen Voraussetzungen für eine intensive Hausräucherung, machen diese sogar dringend nötig. Denn die Vorbesitzer oder Vormieter haben ihren ganz persönlichen Fingerabdruck in Form einer unsichtbaren, feinstofflichen Energie hinterlas-

MISCHUNG FÜR DEN UMZUG

- 1 Teil Lorbeerblätter
- 2 Teile Weißer Salbei und/oder Garten-Salbei
- 1 Teil Lavendel
- 1 Teil Angelikasamen
- 1 Teil Beifuß
- ¼ Teil Weihrauch (alternativ Sandarak)
- ½ Teil Bernstein
- 1 Prise Kampfer

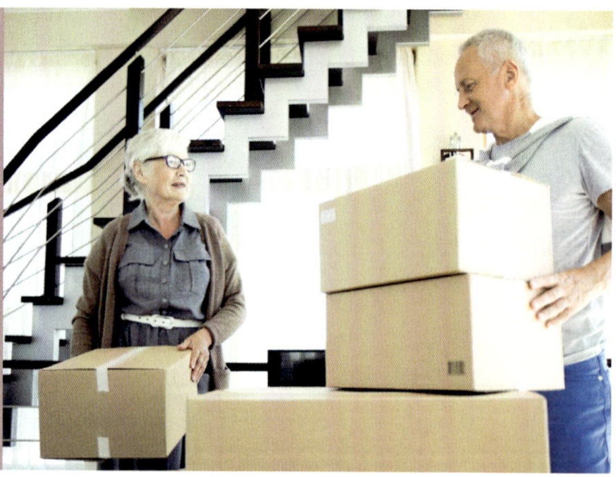

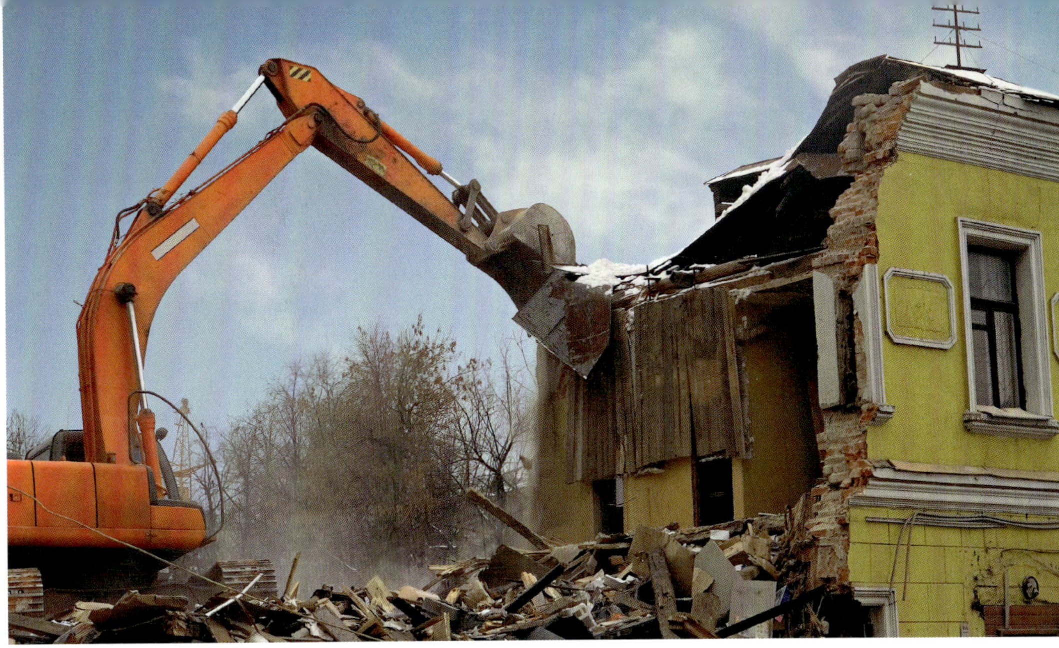

sen, die nicht bewertet werden sollte. Die Seele eines Raumes wird immer von dem geprägt, was vorher war.

Der gesamte Prozess des Neubaus kann sich an einem Ort niederschlagen und Auswirkungen haben.

Natürlich möchten aber die »Neuen« einen gereinigten und geklärten Raum, in dem sich die ganz eigene Seelenkraft ausbreiten kann. Erstaunlich, wie selbstverständlich und intensiv wir Räume auf grobstofflicher Ebene reinigen oder aufwändig renovieren. Die energetische Reinigung ist für die meisten jedoch noch nicht zur Routine geworden. Erst, wenn man nach einer Weile den Eindruck hat, nicht wirklich anzukommen, im neuen Zuhause keine Heimat zu finden oder sich ganz unwohl fühlt, gräbt man tiefer. Beim zufälligen Treppenhausgespräch mit den Nachbarn stellt sich dann oft heraus, welche konfliktbeladenen oder traurigen Umstände zum Auszug der Vorgänger geführt haben. Jetzt macht es »klick« und man sucht eine Lösung jenseits des Grobstofflichen. Der Schritt zur Hausräucherung ist dann nur noch ein winzig kleiner.

Im noch leerstehenden Objekt ist eine Räucherung am einfachsten. Der Rauch verbindet sich über Nacht mit den als dumpf und schwer empfundenen Energien. Am nächsten Morgen lüften Sie dann die Räume und die alte Energie zieht durch die geöffneten Fenster ab. Mehr dazu folgt im Kapitel »Anleitung zur Hausräucherung« ab S. 90.

Wenn Sie bei Übernahme die Vorgänger kennenlernen und etwas über die Umstände erfahren, die zum Auszug geführt haben, ist das natürlich hilfreich. Dann können Sie leichter in die vorgefundene Raumenergie hineinspüren. Bei Objekten mit permanentem Mieter- oder Besitzerwechsel darf schon mal kritisch hingeschaut werden. Liegt es an dem Ort, der ei-

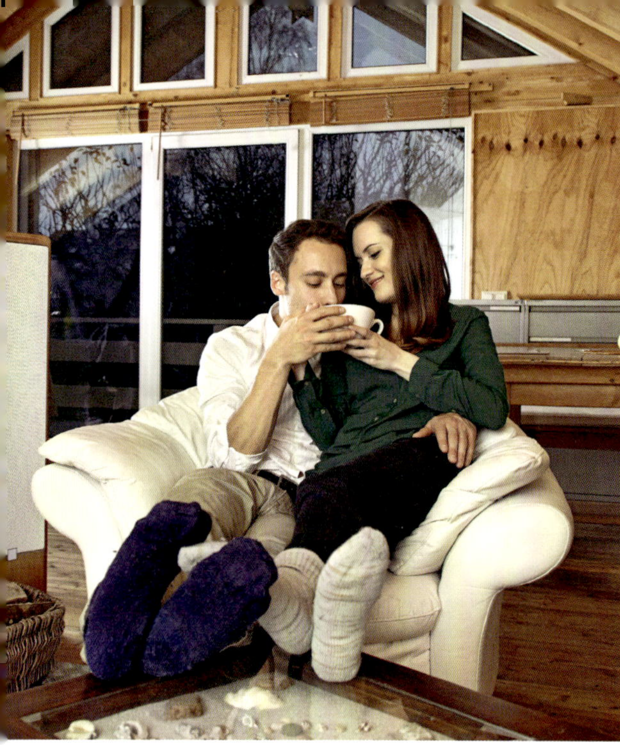

REINIGUNG UND SEGNUNG FÜR ZWEISAMKEIT

- ½ Teil Weißer Salbei
- 1 Teil Alantwurzel
- 1 Teil Storax
- ½ Teil Weihrauch
- ½ Teil Myrrhe
- 1 Teil Rosenblütenblätter
- 1 Teil Jasminblüten

Räume können Sie mit einer reinigenden Räucherung wunderbar auf die Energie von Gemeinschaft und Beziehung vorbereiten.

gentlich nicht für eine Bebauung vorgesehen war, dass hier keine Ruhe einkehrt? Häufen sich in dem Straßenzug oder Wohnblock überdurchschnittlich viele Scheidungen und Krankheiten? Sind wir gerade im Begriff, in die »Schlachtfeldstraße 49« zu ziehen? Vor Überinterpretationen sei hier gewarnt, es soll lediglich um Aufmerksamkeit bei der Wahl der zukünftigen Wohnstätte gehen.

Bei einem Umzug in vererbte Häuser und in alte Gebäude, in denen schon einige Familiengenerationen gelebt haben, ist eine reinigende Hausräucherung Pflicht. Je mehr Information Sie über die Wohnsituation der Vorgänger haben, desto zielgerichteter können Sie die Räucherung durchführen.

Auch in Neubauten hinterlassen Architekt und Handwerker ihre Energien. Musste ein Gebäude durch Abriss dem Neubau weichen, hinterlässt das oftmals eine Art trauernde Wunde, die es mit einer Räucherung zu würdigen gilt. Nach der Renovierung und Neugestaltung der aktuell bewohnten Räume neutralisiert die Hausräucherung eventuell noch verbliebene Restenergien aus dem vorherigen Zustand. Neu angeschaffte, geerbte oder vom Flohmarkt heimgebrachte Einrichtungsgegenstände können Sie ebenso von den mitgebrachten Energien reinigen. Dafür reicht oft die punktuelle Räucherung eines einzelnen Stückes, ohne dass gleich das gesamte Haus aufwändig ausgeräuchert werden muss.

Eine neue Lebensphase beginnt

Einzug und Auszug verändern Räumlichkeiten sehr individuell. Der Auszug der erwachsenen Kinder beispielsweise leitet für alle Familienmitglieder eine neue Lebensphase ein, die sie mit einer reinigenden Räucherung bewusst beginnen können. Das frei gewordene Zimmer hat deshalb nicht automatisch ausgedient. Es kann eine neue Bestimmung erhalten, beispielsweise zu einem gelegentlich genutzten Gästezimmer werden. Steht eine Veränderung in Größe und Möblierung vom Kleinkind- zum Schulkind- oder zum Jugendzimmer an, macht die feinstoffliche Reinigung ebenfalls viel Sinn. Denn gerade bei Kindern und Jugendlichen sind diese Schritte von emotionalen Achterbahnfahrten begleitet, die sich in den Räumen verdichten.

Der Einzug des neuen Partners in die bisherige Singlewohnung ist ein freudiges Ereignis und lässt das Paar näher zusammenrücken. Jetzt ist es stimmig, die vom alleine leben geprägte Raumenergie loszulassen. Mit einer reinigenden und segnenden Räucherung können beide eine Atmosphäre der Gemeinsamkeit begrüßen.

Wenn Sie einer Veränderung ganz bewusst Raum geben, kann die Seele diese einfacher nachvollziehen und akzeptieren.

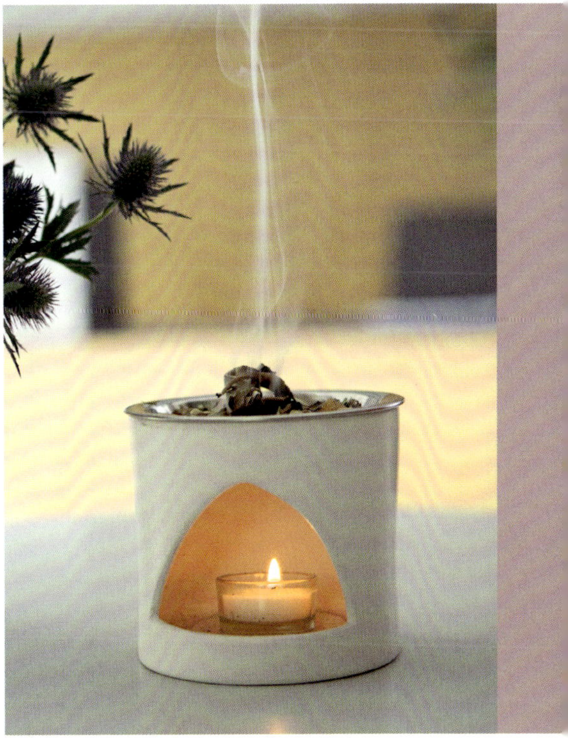

Abschied nehmen und Neuem Raum geben

Wenn bei einer Trennung einer der Partner in der gemeinsam genutzten Wohnung bleibt, ist eine reinigende Räucherung geradezu ein Muss. Der in der Wohnung verbleibende Partner tut sich oft sehr schwer, sich zu lösen. Er trauert und hängt Erinnerungen nach. Die Hausräucherung setzt ein klares Signal, dass jetzt etwas zu Ende ist. Altes wird verabschiedet, und es tut sich im wahrsten Sinn des Wortes ein neuer Raum auf, der mit der eigenen Energie beseelt werden darf.

Stirbt ein Familienmitglied im häuslichen Umfeld, braucht die Seele Zeit, bis sie sich ganz von ihrem irdischen Dasein gelöst hat. Die Aufbahrung gibt dem Verstorbenen die Möglichkeit, den physischen Leib zu verlassen. Eine Weihrauchräucherung begleitet die Seele auf ihrer Reise. Nach einer angemessenen Zeit und nach individueller Einschätzung können Sie dann eine reinigende Hausräucherung vornehmen.

Die Energie von Konflikten auflösen

Nach einem Streit und sich ständig im Kreis drehenden Diskussionen wird oft der Wunsch nach einem neutralen Ort ausgedrückt: »Ich muss jetzt mal raus hier ...«. Die mit Spannung geladene Raumprägung aus Verletzung, Enttäuschung, Wut und hoffentlich nur verbaler Aggression ist überdeutlich wahrnehmbar. Um wieder zueinander finden zu können, bedarf es einer unbelasteten Atmosphäre. Mit einer »Blitzräucherung« aus weißem Salbei, Lavendel, Thymian und einer Prise Kampfer leert sich der räumliche Gedächtnisspeicher. Regelmäßig und spontan durchgeführt sammelt sich erst gar nicht so viel an.

Jahreszeitlich passende Blüten ergänzen die Absicht einer Räucherung und sind auch ein ästhetischer Blickfang.

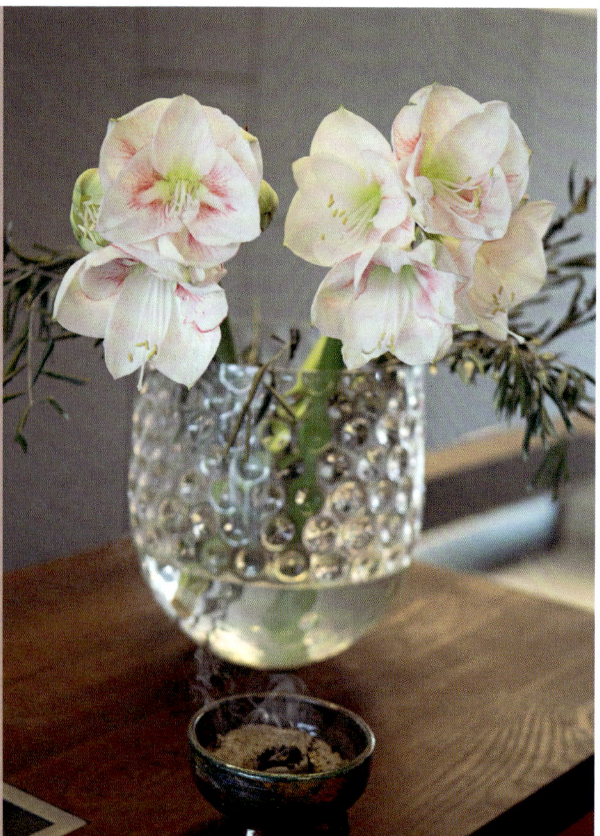

Gesunde Energie fördern

Ständige Arztbesuche und Krankenhausaufenthalte führen auch zuhause oft zu einer erdrückenden Atmosphäre. Die Gespräche haben kein anderes Thema mehr, Krankheit oder Unfall steuern und beherrschen jede soziale Begegnung. Umso wichtiger, hier »mal den Rauch reinzulassen«, wie es im süddeutschen Sprachgebrauch heißt, um die Last und Schwere im Raum in Leichtigkeit und Klarheit zu transformieren – und so der Gesundheit den Weg frei zu machen. Auch einzelne Genesungsschritte können mit kleineren, reinigenden Räucherritualen gewürdigt und verdeutlicht werden. Die krank machende Energie wird neutralisiert, das motiviert den Patienten und schafft Raum für den weiteren Heilungsprozess. Doch nicht nur das: Die aromatischen Düfte desinfizieren die Luft und wirken keimtötend. Ansteckung wird verhindert oder zumindest eingedämmt.

Jahreszeitliche Anlässe zelebrieren

Die Raunächte zwischen Weihnachten und dem 6. Januar waren die traditionelle Zeit, in der Haus und Stallungen ausgeräuchert und mit Weihwasser besprenkelt wurden. Die drei wichtigsten Nächte, in denen die Hausräucherung eine Art Pflichtprogramm darstellte, waren der Heilige Abend, die Silvesternacht und die Nacht vom 5. auf den 6. Januar. Geister und Dämonen sollten zum Schutz der Bewohner und des Viehbestands vertrieben werden. Reinigende und geweihte Kräuter bannten durch ihre desinfizierende Wirkung Krankheiten. Der Duft hob die Stimmung und ließ die letzten Wochen des harten Winters leichter ertragen.

Die jahreszeitlichen Übergänge zwischen Frühjahr, Sommer, Herbst und Winter bieten heute eine wunderbare Gelegenheit, die Räume energetisch zu reinigen. Der Februar ist dafür der perfekte Zeitraum, er trägt ja schon in seinem Namen das lateinische »februare«= »reinigen«. Zu früheren Zeiten vertrieben die Menschen genau in diesem Monat mit reinigenden Kräutern die letzten Schlacken des Winters. Ausmisten, Frühjahrsputz und Hausräucherung in einem Rutsch anzugehen, setzt unglaubliche Kräfte frei. Da werden grob- wie feinstoffliche Altlasten gleichzeitig entsorgt. Und wenn wir dann schon beim

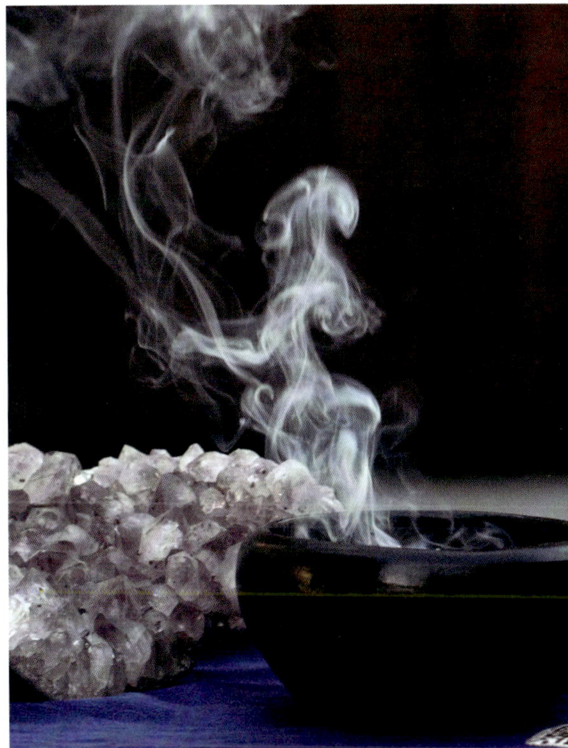

REINIGENDE RÄUCHERUNG ZWISCHEN DEN JAHREN

- 2 Teile Wacholder
- ½ Teil Bernstein und/oder Fichtenharz
- 1 Teil Mistel
- 1 Teil Meisterwurz oder Angelikawurzel
- 1 Teil Eichenmoos und/oder -rinde
- ½ Teil Erdrauchkraut
- 1 Teil Lavendel

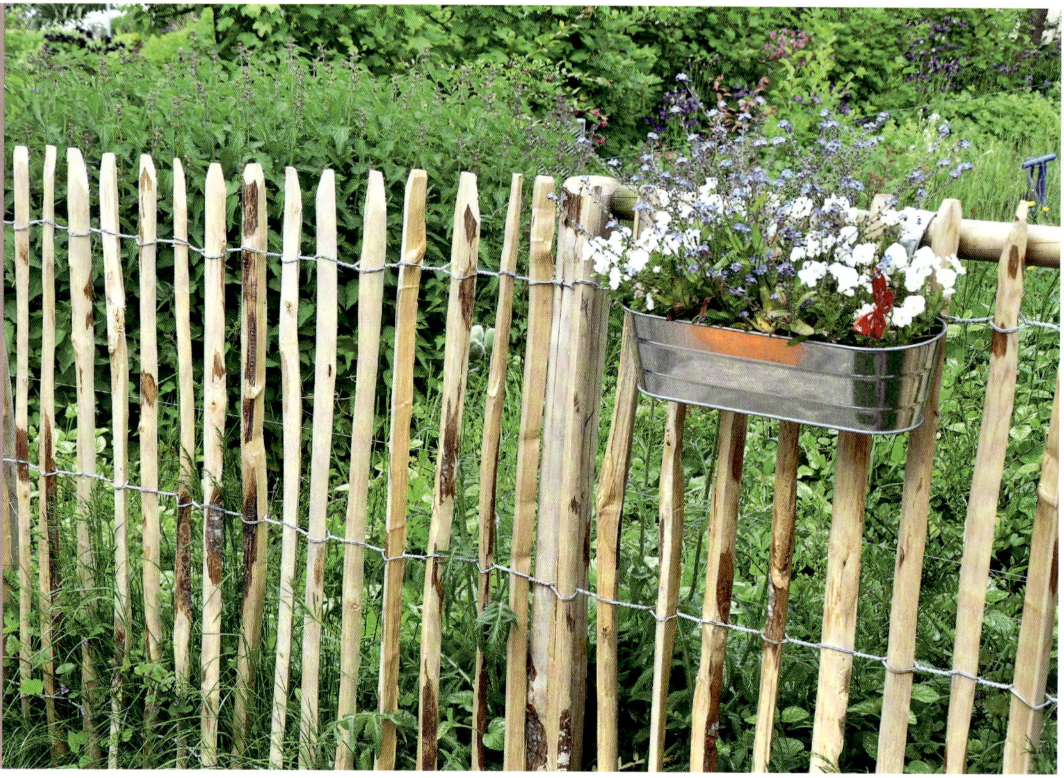

Eine Räucherung des gesamten Grundstücks hilft, bewusst Grenzen zu setzen und zu wahren.

Aussortieren sind, dann räuchern wir auch gleich noch die Schränke aus. Am besten mit Zirbenholz- und nadeln, gemischt mit Palo Santo, dann vereinigt sich ein desinfizierender Effekt mit einem herrlichen Wohlduft für das Innenleben des Schrankes.

Wer intensiv im Rhythmus des Jahreskreises lebt und die acht keltisch-germanischen Jahreskreisfeste zelebriert, ist sicher mit dem Räuchern vertraut, denn ein Ritual zu den Wendepunkten der Natur ohne Rauch und Duft ist kaum vorstellbar. In der Woche vor dem nächsten Jahreskreisfest nehmen wir einen Räucherkräuterstab aus weißem Salbei zur Hand. Sein würzig duftender Rauch verabschiedet die Energien der zu Ende gehenden Jahreskreisphase und öffnet den Raum für die kommenden Qualitäten der Natur.

Garten und Grundstück schützen

Es ergibt Sinn, dass Sie den bebauten Platz, d. h. den Garten und die Grundstücksgrenzen, in die reinigende Räucherung miteinbeziehen. Sie entscheiden dabei, ob Sie eine Annäherung und Öffnung zu den Nachbarn oder eine klarere Abgrenzung wünschen. Letzteres können Sie vor allem mit Garten-Salbei unterstützen. Auch, wenn die nachbarschaftlichen Verhältnisse für Sie nicht im Zentrum stehen: Umrunden Sie Ihr gesamtes Haus, die Terrasse, den Balkon, den Vorgarten und alles, was zu Ihrem Grundstück dazugehört, am besten mit einer Räucherschale.

Wer das Gärtnern liebt, Kräuterbeete hegt und pflegt, oder sogar ein Gewächshaus sein eigen nennt, der kann auch hier mit einer reinigenden Räucherung tätig werden. Zu Beginn und Ende einer Saison verabschieden Sie die alten Energien und laden entweder Ruhe und Erholung als Qualitäten ein oder legen gedanklich und ganz gezielt eine fruchtbare Ernte in die Räucherabsicht. Auch diverse Schuppen und Garagen – das Auto sollten Sie dabei nicht vergessen! – können Sie mit einer Ausräucherung reinigen. Hier verbringen Sie immerhin auch einen Teil Ihrer Zeit. Bei geopathischen Belastungen, wie ungünstiger Erdstrahlung, sind die Grenzen der Wirksamkeit einer Räucherung erreicht. Hier wenden Sie sich am besten an einen Geopathieexperten.

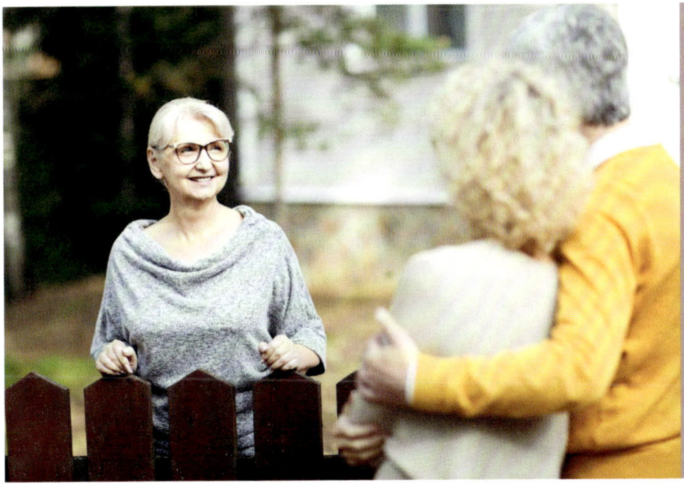

RÄUCHERUNG FÜR KLARE GRENZEN

- 2 Teile Garten-Salbei
- 1 Teil Rainfarnkraut mit Blüten
- 1 Teil Königskerzenblüten
- 2 Teile Sandarak
- 1 Msp. Drachenblut

DAS ARBEITSUMFELD REINIGEN

FIRMENGEBÄUDE UND BÜROETAGEN RÄUCHERN

Ob ganze Firmengebäude, das Großraum- oder nur das Zweierbüro: Überall dort, wo sich Menschen längere Zeit aufhalten, entstehen Informationsfelder. Diese haben im Arbeitsalltag dieselbe Qualität und basieren auf denselben Gefühlen wie die im privaten Kontext. Was hier jedoch die Situation verschärft: Leistungs- und Erfolgsdruck, Mobbing und Neid nehmen zu, infolgedessen auch Krankschreibungen aufgrund von Stress, Burnout und Depressionen. Zu behaupten, eine reinigende Räucherung könne hier ein Allheilmittel sein, wäre vermessen. Arbeitsdruck und die Sorge um den Arbeitsplatz können nicht weggeräuchert werden.

Trotzdem: Die feinstoffliche Reinigung schafft freien Raum und kann Belastungen, die sich aus Gefühlen und Informationen entwickelt haben, neutralisieren. Der Zugang zu den Themen verändert sich, kollegiale Begegnungen werden neu definiert. Der Effekt einer Firmenräucherung ist vergleichbar mit »frisch gestrichen!«: Es ist danach heller, leichter, klarer, reiner.

Besprechungsräume und Konferenzzimmer: Sie alle lechzen nach einer neutralen, gereinigten Raumenergie.

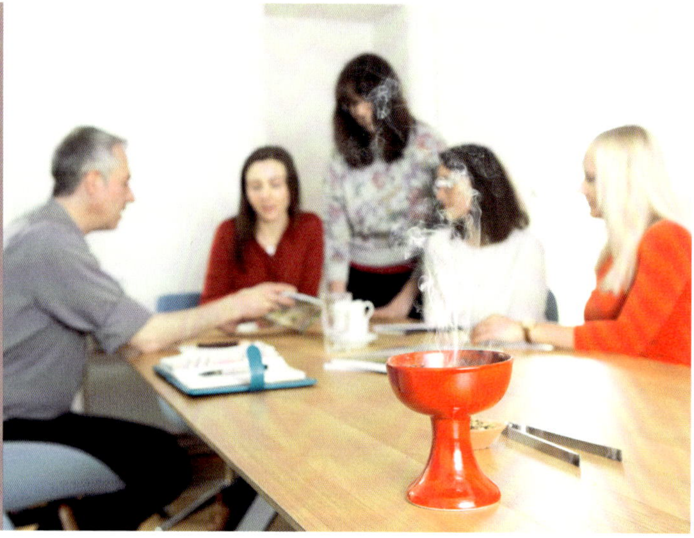

Nicht selten hört man in Besprechungs- und Konferenzzimmern den Satz: »Hier ist die Luft zum Schneiden dick«. Das beschreibt sehr treffend eine zum Bersten gefüllte Atmosphäre, in der nichts mehr geht. Sich vorzustellen, eine Räucherschale in die Runde zu geben anstatt die Kaffeekanne zum wiederholten Male kreisen zu lassen, löst sicher ein Schmunzeln aus. Jedoch: Das wär's! Nicht der erneute Koffeinschub löst nämlich den erwünschten Kreativitätskick aus, sondern eine von feinstofflichen Altlasten gereinigte Raumsituation. Der Effekt freut Mitarbeiter und Vorgesetzte: Rauch und Duft schaffen Platz für neue Ideen, die Kommunikation fließt wieder freier, und vielleicht entsteht sogar ein hochkreatives Umfeld.

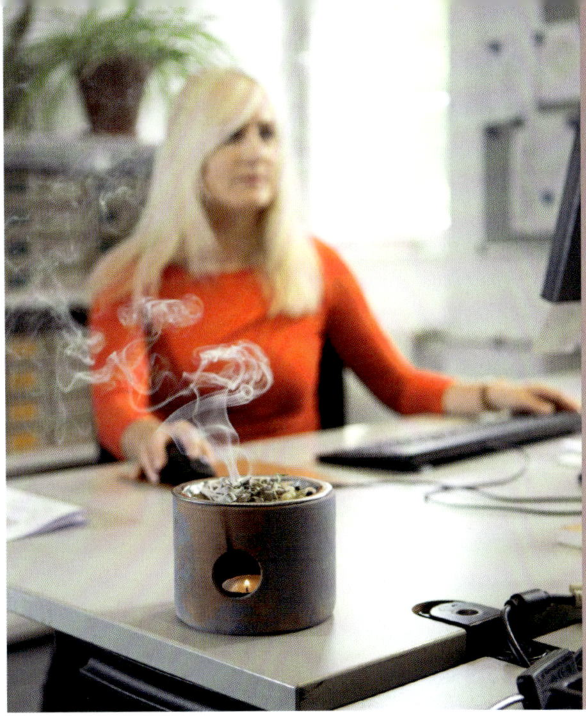

Eine Räucherung im Büro heitert das Gemüt auf und bringt frischen Schwung!

Firmeninterne Optimierungsmaßnahmen wie Coachings, Teamentwicklungen und Strategietagungen halten so manche Herausforderung bereit und können anstrengend sein. Eine reinigende Räucherung lockert auf: Plötzlich verabschiedet man alte Vorgehensweisen, nicht erreichte Ziele, Enttäuschungen einzelner oder ganzer Teams. Und im weiteren Verlauf entwickeln alle mit Hilfe von öffnendem Räucherwerk eine neue Vision, die in eine neue Strategie mündet – warum nicht? Die Zeit ist mehr als reif für neue Herangehensweisen und Werkzeuge, die sich aus einer anderen Ebene speisen als dem bisher Gewohnten. Haben Sie als Führungskraft die Sorge, für verrückt erklärt zu werden? Im Gegenteil. So manche Mitarbeiterbefragung würde mit räuchernden Vorgesetzten bessere Ergebnisse bringen.

Nicht nur bei »Härtefällen« haben Räucherungen in diesem Umfeld ihre Berechtigung. Es gibt viele Anlässe, die so geschmeidiger werden oder einen angemessenen Rahmen bekommen. Bei Firmenübergaben an die nächste Generation wird beispielsweise die Leistung von Großeltern und Eltern gewürdigt. Gleichzeitig wird deutlich: eine Ära zu Ende geht, Neues steht am Start. Eine Reinigungs-, Dankes- und Segensräucherung umrahmt dieses Ereignis geradezu feierlich.

Mitarbeiter, die die Position wechseln oder einen Karrieresprung getan haben, lassen das Vorherige von einer Räucherung begleitet in Anerkennung los und finden schneller in ihre neue Rolle. Bei der Verabschiedung eines Mitarbeiters in einen neuen Lebensabschnitt, wie die Rente, wird sein Berufsleben gewürdigt, und gleichzeitig kann er es loslassen. Man markiert den Übergang in eine veränderte Arbeits- oder Lebenssituation.

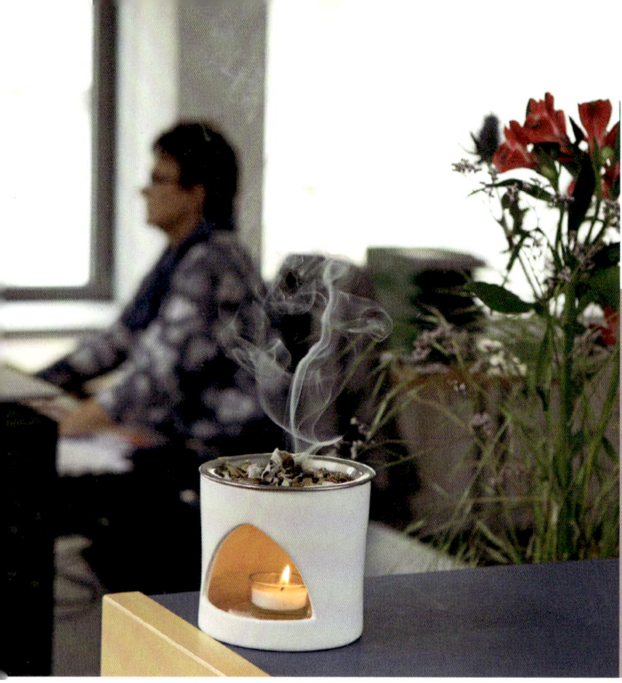

WOHLFÜHLATMOSPHÄRE

- 1 Teil Süßgras und/oder Waldmeisterkraut
- 1 Teil Zimtblüte
- ½ Teil Storax
- ½ Teil Benzoe Siam
- ½ Teil Lemongras
- 1 Teil Orangenschalen

Rezeptionen und Eingangsbereiche: Gäste und Patienten freuen sich über den Empfang mit einem natürlichen Duft.

DIE TÄTIGKEIT PRÄGT DIE ATMOSPHÄRE

Es wundert nicht, wenn in Abteilungen, die durch ihre Funktion per se mit einem schwierigen Tätigkeitsfeld assoziiert sind, auch überwiegend negative Erfahrungsinformationen die Atmosphäre beherrschen. Beispielsweise dort, wo Reklamationen und Retouren bearbeitet werden. Wohl dem, der in seiner Schreibtischschublade außer Schreibgeräten ein Räucherstäbchen mit dem klärenden und reinigenden Duft des weißen Salbeis für den schnellen Einsatz aufbewahrt!

Praxen und Kanzleien doppelt reinigen

Praxisräume, vor allem Wartezimmer und Behandlungsräume, haben eine tägliche Räucherreinigung im wahrsten Sinn des Wortes doppelt nötig: Zum einen tragen sie die Bürde der physischen und psychischen Leiden. Zum anderen verstärken sich feinstofflichen Informationen durch die Gedanken der Patienten, die sich nahezu ausschließlich um das Thema Krankheit drehen.

Das alles führt zu einer drückenden Atmosphäre. Allen ist durch eine Räucherung geholfen: Den Patienten und den täglich dort arbeitenden Ärzten und Arzthelferinnen. Verständlich, dass vielleicht nicht täglich mit Kohle ausgeräuchert werden kann. Es gibt andere, einfachere Methoden, die auch einen reinigenden Effekt haben und schnell umgesetzt sind. Dazu mehr im Kapitel »Anleitung zur Hausräucherung«, ab S. 90.

In Kanzleien von Anwälten, Notaren, Steuerberatern oder in den Bürokomplexen von Unternehmensberatern ist es themenabhängig, in welche Richtung die Räucherung wirken soll. Überall dort, wo Konflikte ausgetragen werden und belastende Situationen aller Art entstehen, bringt das reinigende Ausräuchern Angestellten und Kunden Erleichterung. Ein Stövchen mit harmonisierendem Räucherwerk am Empfang und in den Besprechungsräumen hilft. Der Duft darf hier nur zart und unaufdringlich sein, deswegen empfehle ich hier eine Mischung aus Zirbennadeln und -holz, Lavendel, Alantwurzel und Mastixharz.

Einladender Duft in Ladengeschäften und Hotels

Ob stark frequentiert oder nicht: Auch Ladengeschäfte und Hotels sehnen sich gelegentlich nach einer leichteren Atmosphäre. Häufig kommen in diesen Bereichen Duftsäulen oder Duftvernebler zum Einsatz, da sie einfach zu handhaben sind. Leider sind die verwendeten Düfte aber überwiegend synthetisch, weil günstig. Was vielleicht den Geldbeutel schont, muss nicht zwangsläufig der Gesundheit oder dem Wohlbefinden dienen.

Eine Alternative zum Kunstduft ist eine Räucherung, die reinigend und gleichzeitig ausgleichend wirkt, zum Beispiel mit Lavendel, Thymian, Rosmarin, Alantwurzel und Styrax. Sollten Sie Rauch in dieser Umgebung als unpassend empfinden, können Sie durchaus auf Räucherstäbchen oder -kegel von guter Qualität zurückgreifen. Der reinigende Effekt ist vielleicht nicht so stark wie mit der Räucherschale, aber weitaus besser, als gar nichts zu machen und die Atmosphäre so zu belassen, wie sie ist.

Behandlungsräume sollten nahezu täglich reinigend ausgeräuchert werden, z. B. mit ein paar Blättchen Salbei.

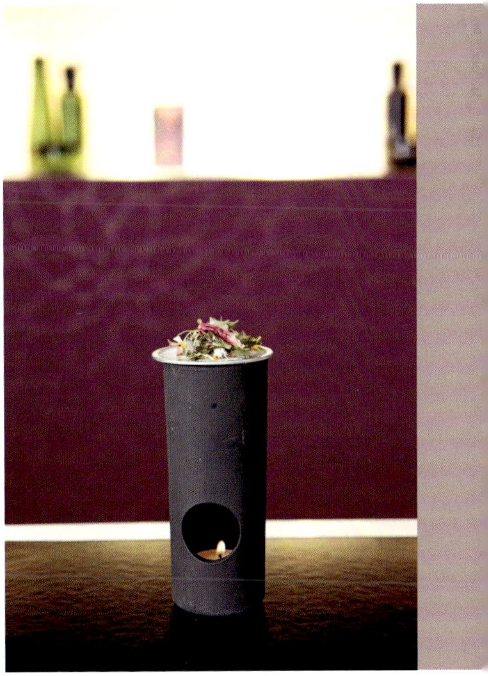

Entspannte Atmosphäre in öffentlichen Gebäuden

In Rathäusern, Ämtern und schulischen Einrichtungen sind die Gedächtnisspeicher voller Erfahrungen, die die Bandbreite sämtlicher Gefühlsregungen in sich tragen. Sie warten nur darauf, ihre gestauten und geballten Energien loszuwerden. Das kommt den dort Beschäftigten genauso zu Gute wie den Besuchern bzw. den Lehrern und Schülern.

STARKE EFFEKTE EINER HAUSRÄUCHERUNG

»DAS HAT SICH IN RAUCH AUFGELÖST…«

Auch das kennen wir alle: Wir schildern einer guten Freundin eine problematische Situation und werden ein paar Wochen später von ihr gefragt, was denn nun daraus geworden ist. Unsere erleichterte Antwort: »Stell' dir vor, das hat sich in Rauch aufgelöst…« Das sagen wir leicht dahin. Hinter diesem guten Ausgang steckt jedoch eines der wirkungsvollsten Instrumente zur energetischen Veränderung eines Zustandes. Und das Beste daran: Es geschieht nahezu ohne unser Zutun, von ganz alleine. Der Held im Mittelpunkt dieses Geschehens ist nämlich – der Rauch!

Feuer und Rauch sind untrennbar verbunden und üben seit Anbeginn der Menschheit eine große Faszination aus.

Der Begriff Rauch geht auf das alt- und mittelhochdeutsche Wort »rouch« bzw. »rough«zurück und bezieht sich auf das Verb »riechen«. In der Regel wird der Ursprung des Rauches mit etwas Gefährlichem, Unkontrollierbarem assoziiert, nämlich einem Feuer. Diesem haben wir jedoch einen Riesensprung in der menschlichen Entwicklungsgeschichte zu verdanken. Ohne Feuer keine Wärme, keine besser verdauliche und haltbare, weil geräucherte Nahrung, kein Schutz, kein Licht, kein Leben. Nach der erfolgreichen Jagd Geschichten erzählend um das Feuer zu sitzen wurde zu einem archaischen Ritual mit hypnotischer Wirkung. Diese war nicht nur dem faszinierenden Lodern der Flammen zu verdanken, sondern den lebhaft

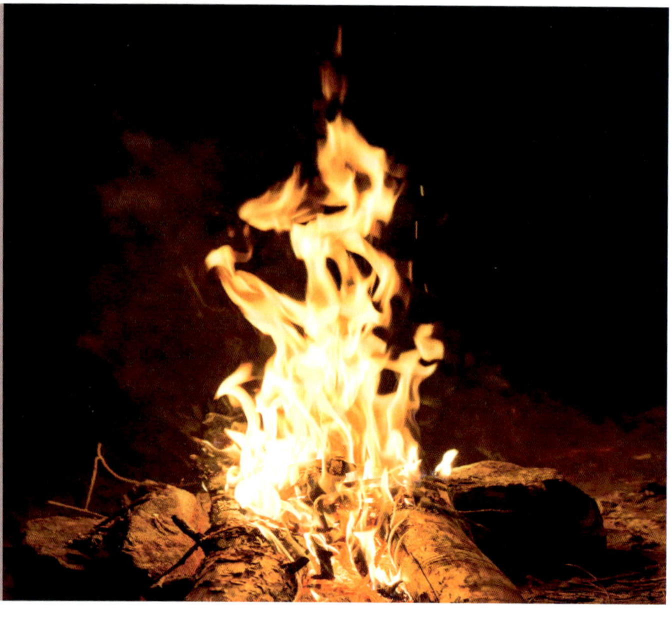

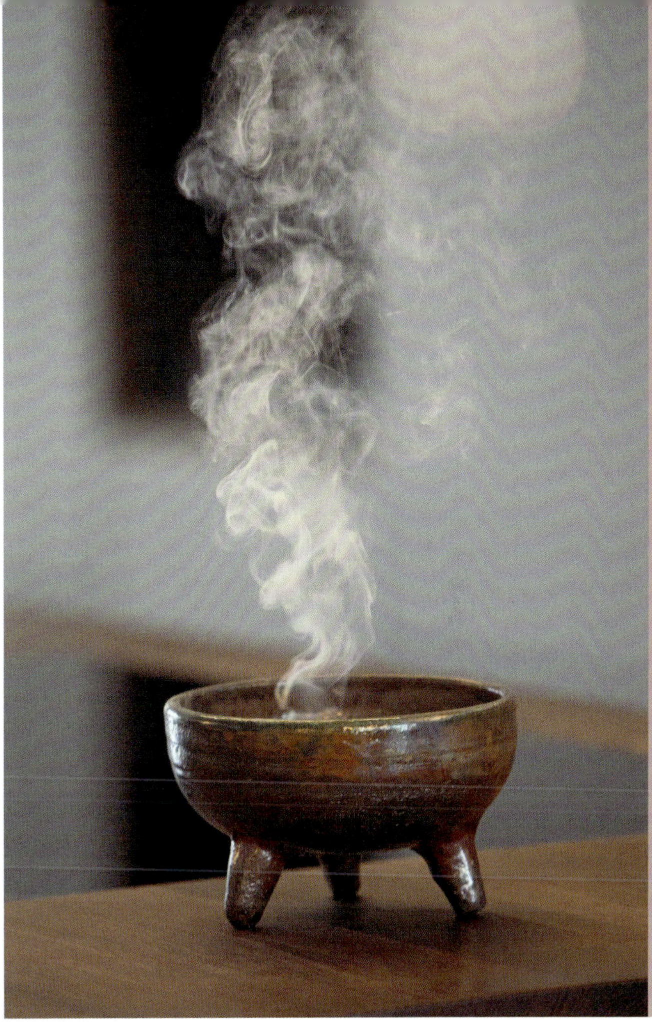

aufsteigenden Rauchbildern, begleitet von Düften aus harzgetränkten Hölzern, samentragenden Gräsern und heilenden Kräutern mit Blüten. Schlauen Ethnologen verdanken wir sogar die Erkenntnis, dass die Entdeckung und kontrollierte Nutzung des Feuers vor Hunderttausenden von Jahren im wahrsten Sinn des Wortes die Kommunikation anheizte.

Wird getrocknetes Pflanzenwerk wie Blüten, Blätter, Stängel, Früchte, Schoten, Hölzer, Wurzeln und Harze auf eine Wärmequelle gelegt, öffnen sich die Pflanzenfasern und die wirksamen Duftmoleküle werden freigesetzt, begleitet von Rauch bzw. Dampf. Anders formuliert: Der Pflanzengeist zeigt sich in Form des Rauches, die Pflanzenseele im Duft. Die Seele geht unmittelbar in Resonanz und schenkt Botschaften aus unserem Inneren. Die Wirkung spüren wir auf geistiger, seelischer und körperlicher Ebene.

Der Rauch bzw. Dampf neutralisiert, verwandelt und schenkt eine gereinigte Atmosphäre.

Zudem hat Rauch die Fähigkeit, alles zu durchdringen, er löst bzw. neutralisiert die feinstofflichen Raumenergien. Die Gedächtnisspeicher und »Gefühlsglocken« verschmelzen mit den aufsteigenden Rauchschwaden, die unliebsamen Energien heften sich an den Rauch. Die Düfte, die dem feinen Räucherwerk entströmen, heben die Schwingung in einem Raum. So hat beispielsweise der Duft von Zitrone eine sehr hohe, schnelle Schwingungsfrequenz, die als belebend und vitalisierend wahrgenommen wird. Nach dem Lüften bleibt eine klare, reine, saubere, leichte und zart duftende Atmosphäre zurück, die Harmonie, Freude und Geborgenheit ausstrahlt. Das ist einzig und allein die Leistung von Rauch und Duft – ohne unser Zutun. Wir helfen beidem nur auf den Weg.

WENN UNTERSTÜTZUNG NÖTIG IST

LERNEN MIT DEN GEISTIGEN ENERGIEN UND EBENEN UMZUGEHEN

Räuchern ist immer Energiearbeit und gleichzeitig eine magische Handlung. Jeder Raum hat seine eigene Schwingung und diese wird erzeugt durch den Menschen, der in diesen Räumen wohnt oder arbeitet. Diese Schwingung kann mit Hilfe des Räucherns aufgelöst und erneuert werden, das nennen wir Energiearbeit. Zusammen mit festem Willen, Absicht, bewusstem Tun und dem Vertrauen, eine Veränderung herbeizuführen, wird es zur magischen Handlung. Jeder, der sich ohne Angst und Zweifel diesem Vorgang widmet, kann eine reinigende Räucherung selbst durchführen.

Wenn sich jedoch noch das Geistwesen eines Verstorbenen im Raum befindet, dann ist es zwingend notwendig, das Räuchern mit magischen Praktiken zu ergänzen. Denn hier gilt es, auf zwei Ebenen zu arbeiten: Erst muss die Seele des Verstorbenen aus dem Raum abgelöst werden. Dann wird die vorhandene alte Energien mit Räuchern aufgelöst.

Um ein Geistwesen aus einem Raum abzulösen, hat Sam Hess über Jahrzehnte mithilfe seiner hellsichtigen Gabe ganz bestimmte, individuelle Praktiken und magische Rituale für seine Arbeit entwickelt. Diese weitergeben, erlernen, nachmachen oder kopieren zu wollen funktioniert nicht. Denn die Wirkung steht in unmittelbarer Abhängigkeit von seinen außergewöhnlichen Fähigkeiten und dem Bewusstsein, in dem er seine Arbeit durchführt. Zudem gilt es zu würdigen und zu beachten, dass jeder Mensch auch nach seinem körperlichen Tod einen freien Willen hat. Es geht keinesfalls darum, die Seele einfach zu vertreiben, sondern ihr zu helfen, sich von der Erde zu lösen. Dies geht nur durch die Wahrnehmung jenseitiger Energiefelder.

Deswegen bringen wir es hier nochmal auf den Punkt: Jeder kann mit einer reinigenden Räucherung einen Raum ausräuchern und mit einem Duft die Schwingung im Raum verändern, so dass eine reine, klare Atmosphäre entsteht. Geistwesen jedoch erlösen, das kann leider nicht jeder, hier braucht es »mehr«!

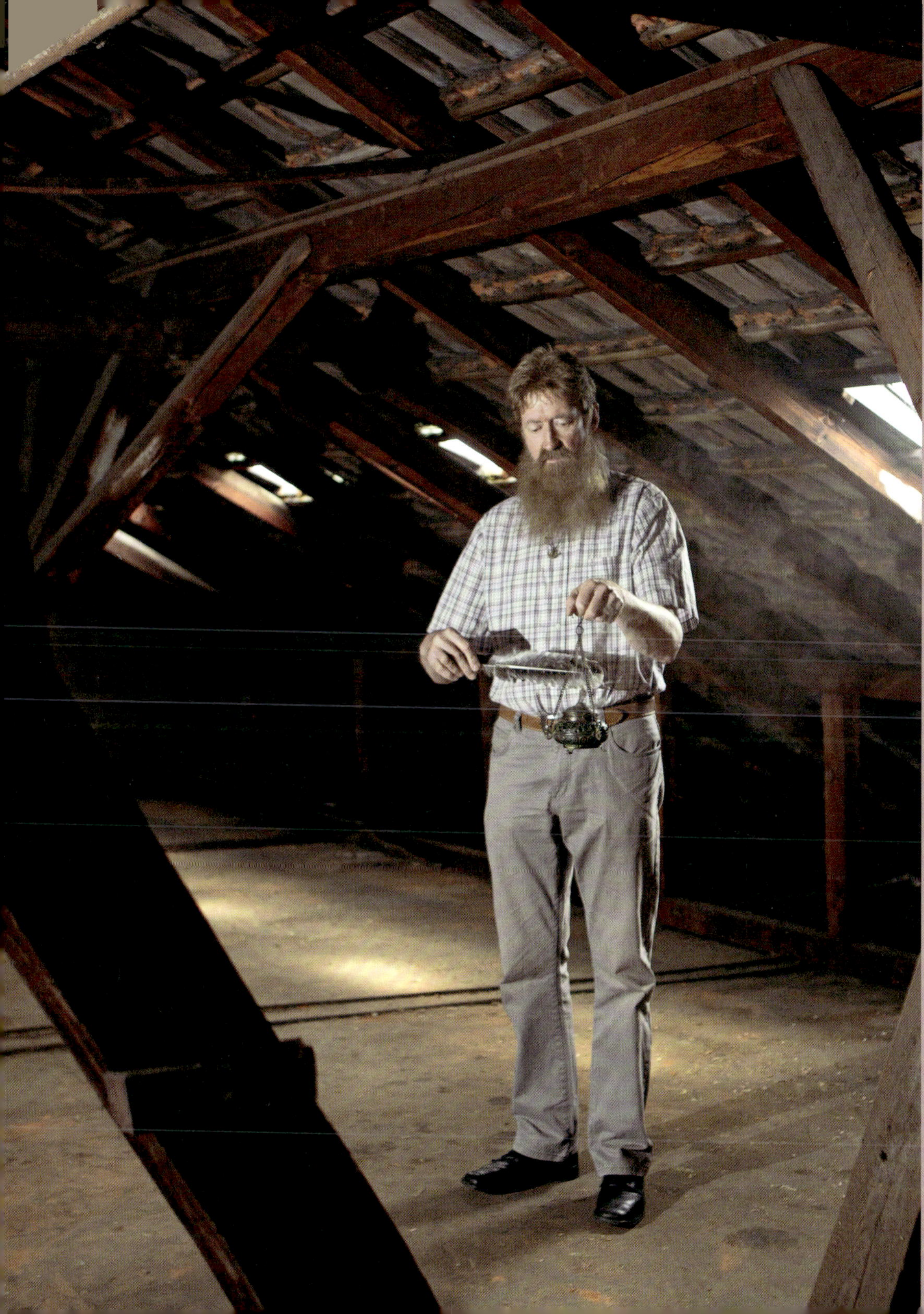

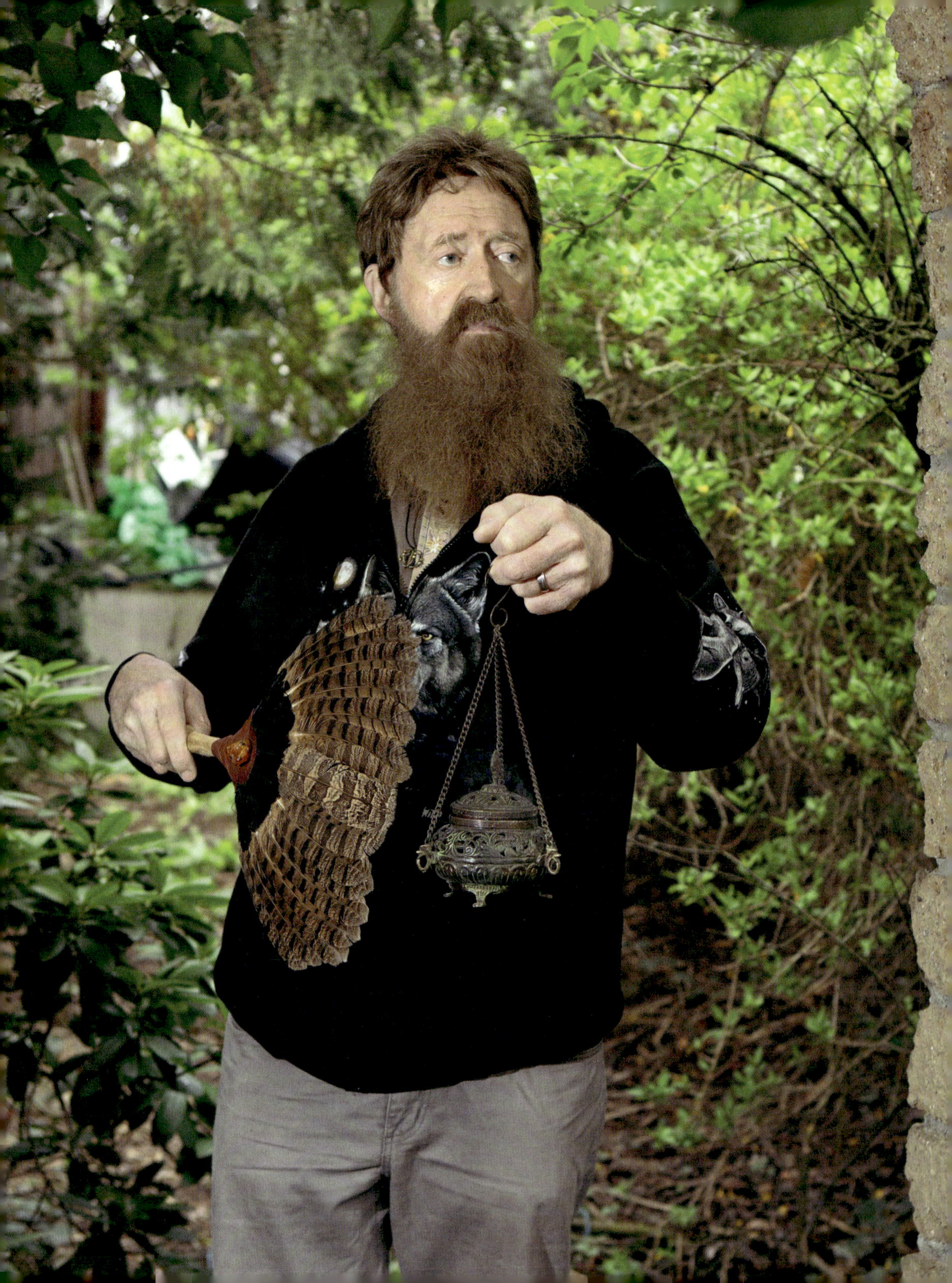

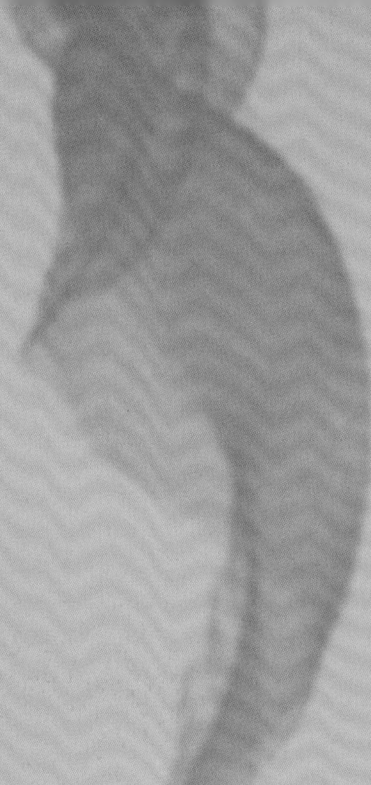

Fälle aus der Praxis – Sam Hess erzählt

Schon seit Kindheitstagen ist Sam Hess hellsichtig und kann von zahlreichen Begegnungen mit Geistwesen berichten. Diese besondere Gabe macht ihn zu einer der gefragtesten Adressen, wenn sich Menschen in ihrem Heim unerklärlicherweise nicht mehr wohlfühlen. Deshalb setzt er seine besonderen Fähigkeiten vor allem zur Reinigung von Häusern und Wohnungen ein, die er von unerwünschten Geistwesen befreit – und trägt somit zur Heilung der Betroffenen bei.

WIE ICH ZUM RÄUCHERN KAM

» BEGEGNUNGEN MIT GEISTWESEN

Ich kann mich eigentlich gar nicht mehr richtig daran erinnern, wie ich mit dem Räuchern begonnen habe. Ich denke, meine Fähigkeit, die Geisterwelt sehen und fremde Energien wahrnehmen zu können, die sich in Räumen aufhalten, hat mich im eigentlichen Sinne zum Räuchern gebracht. Und irgendwann einmal habe ich erkannt, was man mit dem Räuchern eigentlich alles erreichen kann: dass fremde Energien dadurch auflösbar sind und sich eine neue Qualität von Energie in den Räumen entwickelt. Ich habe auch während einer Phase, in der ich schwere körperliche Beschwerden hatte, viel für mich selbst geräuchert. Diese körperliche Reinigung hat mir unglaublich geholfen und mich in meinem Tun bestärkt.

Meine Arbeit entwickelte sich peu à peu weiter. Als ich feststellte, dass man mit einem Weihrauchgefäß an Ketten die Rauchenergien in den Räumen am besten verteilen kann, kaufte ich ein solches Gefäß. Damit kommt man auch in Ecken und Winkel, die sonst schwierig zu erreichen sind. Ich habe diese ganzen Räucherutensilien nach und nach zusammengetragen, verschiedene Kohlen ausprobiert, verschiedene Düfte, Pflanzen und Weihrauch.

Dabei stellte ich fest, dass man diese Mischungen nicht so einfach kaufen kann. Deswegen habe ich, je nachdem, welche Energie mich erwartete, die Mischungen selbst zusammengestellt. Während dieser Anfangszeit war es eine sehr spezielle Arbeit herauszufinden, welche Kräuter oder welcher Weihrauch welche speziellen Energien erzeugen. Oder was passiert, wenn man sie mischt und in verschiedene Energien umwandelt: in solche, die sehr stark wirken, oder in solche, die einfach eine kleine Auflockerung bringen.

Im Laufe der Zeit haben sich die Kenntnisse und damit meine Arbeit verfeinert. Ich habe Räucheraufträge dazu genutzt, um diese Feinabstimmung laufend zu verbessern und um effizienter zu werden. Heute kann ich auf eine große Auswahl zurückgreifen. Davon profitiere ich sehr, denn Energien kommen in vielen Varianten vor: Zum Beispiel als einfa-

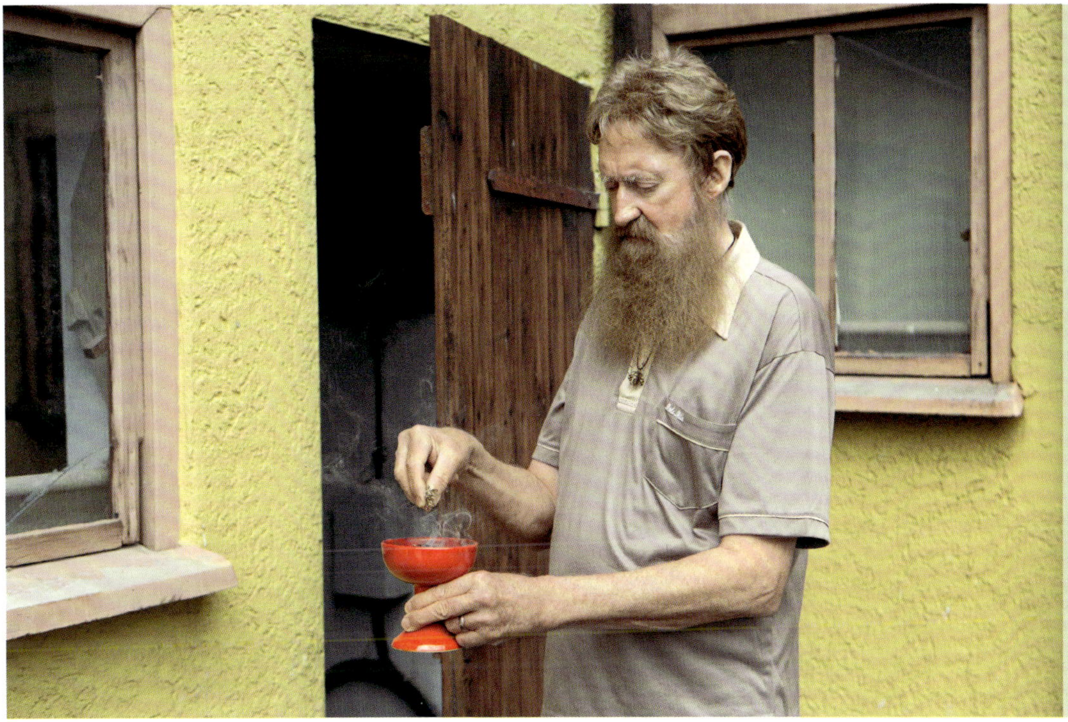

Räuchern vermag nicht nur die Qualität der Raumenergie zu verbessern, sondern hilft auch dabei, irdisch gebundene Seelen auf ihren Weg zu bringen.

che Raumenergie, die durch die Menschen entsteht, die eben in diesen Räumen gewohnt haben. Auch Objekte, also Möbel, Kleidung oder andere Einrichtungsgegenstände, die aus fremder Hand dazu gekauft wurden, haben eine eigene Energie. Dessen sollte man sich immer bewusst sein. Teilweise gibt es auch sehr exotische Dinge, die in einer Wohnung ihren Platz erhalten haben.

Bei meinen Räucherungen geht es vorwiegend um die Auflösung von Energien Verstorbener, deren Seelen sich noch in den Häusern, Wohnungen oder Gebäuden aufhalten. Diese Seelen sind so materiell, irdisch gebunden, dass sie oft noch materielle Werte als ihr Eigentum betrachten: zum Beispiel ein Haus, eine Werkstatt, einen Büroraum, ein Auto, Möbel und dergleichen mehr. Es kommt aber auch immer wieder vor, dass die noch lebenden Angehörigen eine Seele am »Weitergehen«hindern und »festhalten«. Dazu später mehr.

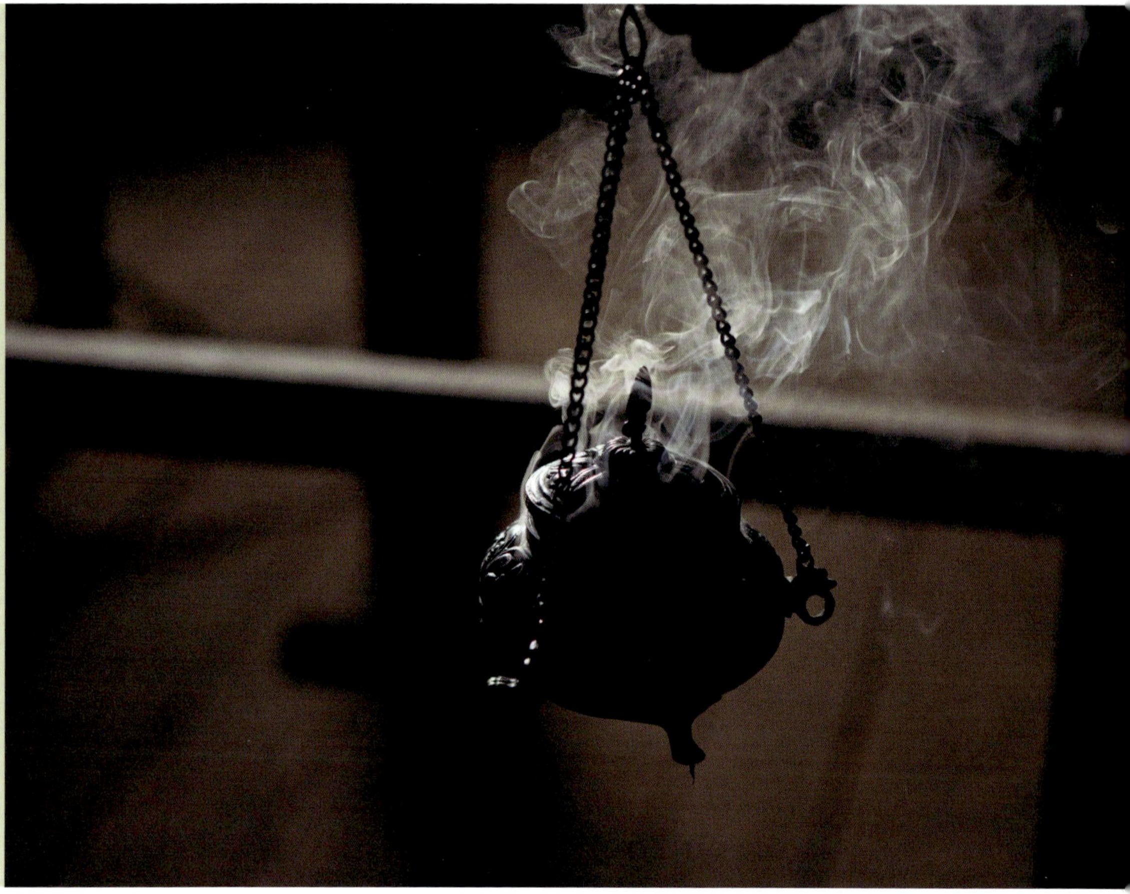

Das bewegliche, an Ketten schwingende Weihrauchgefäß begleitet mich bei all meinen Aufträgen.

» IM RAUCH LESEN

Räuchern hat eine ganzheitliche Bedeutung, da der Rauch je nach Zusammensetzung eine spezielle, ja geradezu magische Wirkung hat. In meiner langjährigen Praxis habe ich erfahren, dass sich der Rauch abhängig von der speziellen Energie im Raum entwickelt. Je nach Energie zeigt mir der entstandene Rauch unterschiedliche Bilder oder Muster. Diese kann ich lesen und deuten. Das war für mich ein langer, steter Lernprozess.

Ich kann erkennen, welche Energie ich in diesem Raum voraussichtlich bearbeiten muss. Es gibt ganz verschiedene Bilder, die entstehen können, und es gibt natürlich wiederum ganz unterschiedliche Energien, die sich durch diesen Rauch bilden und ausbreiten. Beispielsweise

Energien, die sich auflösen, Energien, die sich zurückziehen oder Energien, die sich spalten lassen.

Je nach Stärke dieser Energien muss ich dann eine bestimmte Technik anwenden. Die Techniken sind teilweise sehr unterschiedlich. Es ist von großem Vorteil, wenn man in solchen Momenten durch das »dritte Auge« Wesenheiten sehen, erkennen kann. Da sich Seelen oft verstecken, verbergen wollen, nutzen sie dafür Gegenstände oder materielle Objekte in verschiedenster Form. Das können Blumen sein, lebensecht nachgebildete Puppen, Möbel oder auch Stofftiere. Durch eine gezielte Räucherung kann ich diese Wesen sichtbar machen und ablösen. Im Laufe der Zeit habe ich mehr und mehr gelernt, die Rauchbilder zu lesen. Sie weisen mich deutlich darauf hin, wo irgendwelche Energien vorhanden oder zu erwarten sind. Sie zeigen mir, wo sich diese Energien als Einheit angesammelt haben. Durch das Lesen der Rauchbilder wird die Räucherung für mich zum Wegweiser und erleichtert mir meine Arbeit in einem Raum beträchtlich.

Man kann durch diese Bildnisse auch schnell erkennen, ob ein Raum nach der Räucherung energetisch »sauber«, also frei von Wesenheiten ist, oder ob noch irgendwelche unerwünschten Energien oder Seelen präsent sind. Man bemerkt auch an einer neuen Dichte der Raumenergien, ob sich etwas verändert hat.

» ÜBER DEN RAUCH DIE ENERGIE VERÄNDERN

Räuchern hat einen großen energetischen Einfluss auf die Energiefelder des Raumes, in dem man arbeitet. Es ist eine spezielle Arbeit, die man bewusst ausführen muss, wenn man alte Energiefelder auflösen und eine andere Energieschwingung herstellen möchte.

Die unterschiedlichen Schwingungsfelder unterscheiden sich sehr stark voneinander. Manche lassen sich leicht verändern, weil sie nicht so kompakt sind. Es gibt aber auch Felder, die so dicht sind – voller sogenannter aufgestauter Energie –, dass man dort deutlich länger und intensiver arbeiten muss.

Aus diesem Grund habe ich diverse Mischungen hergestellt. Meiner Erfahrung nach kann man mit verschiedenen Zusammensetzungen von Kräutern, Harzen und Weihrauch immer wieder eine andere Schwingung aufbauen. Dementsprechend entsteht auch immer eine andere Reinigung, wenn man dies im übertragenen Sinn so nennen will. Laien oder nicht »sehende« Menschen, die Feinstofflichkeiten nicht spüren können, werden meine hier beschriebenen Praktiken nicht intuitiv nachvollziehen können. Deshalb möchte ich sie im Folgenden genauer beschreiben.

Das Aufmischen und die Aufreinigung der Energien ist eine ganz spezielle Arbeit, die zwar erlernt werden kann, die es aber auch zu erfühlen gilt. Deswegen ist es von großem Vorteil, wenn man diese Energien selbst mehr oder weniger deutlich wahrnehmen kann. Dann spürt man spätere Veränderungen auch umgehend und kann sie in ihrer Ganzheit erkennen.

Deswegen ist es für mich einfach nachzuprüfen, ob eine ausgeführte Arbeit sofort wirkt oder eher langsam. Letzteres heißt, dass die Umstellung eines Energiefeldes erst einige Tage später wirklich wahrnehmbar ist. Erst danach kann man entscheiden, ob die Energiearbeit noch ein zweites Mal durchgeführt werden muss oder die einmalige Räucherung ausreicht.

In den meisten Fällen erreiche ich mein Ziel mit einem Einsatz. Danach weiß ich auch, ob die von mir eingesetzten Mittel, wie Räuchermischung oder magische Zeichen, in diesem Fall stimmig waren. Das kann sogar innerhalb eines Gebäudes absolut unterschiedlich aussehen. Beispielsweise wird in den Kellerräumen nicht die gleiche Mischung benötigt wie in den Wohn- oder Schlafräumen. Ein Estrich muss auch oft als Raum ganz anders »behandelt« werden als die Energiefelder in den anderen Räumen.

In den vielen Jahren meiner praktischen Arbeit habe ich auch die Erfahrung gemacht, dass ein Gebäude sehr viele Energien »speichern« kann. Positive genauso wie negative, je nach dem, zu welchem Zweck die verschiedenen Räume genutzt wurden und was dort passiert ist. Dazu gehört die Altersstruktur eines Gebäudes, die Lage und der genaue Standort.

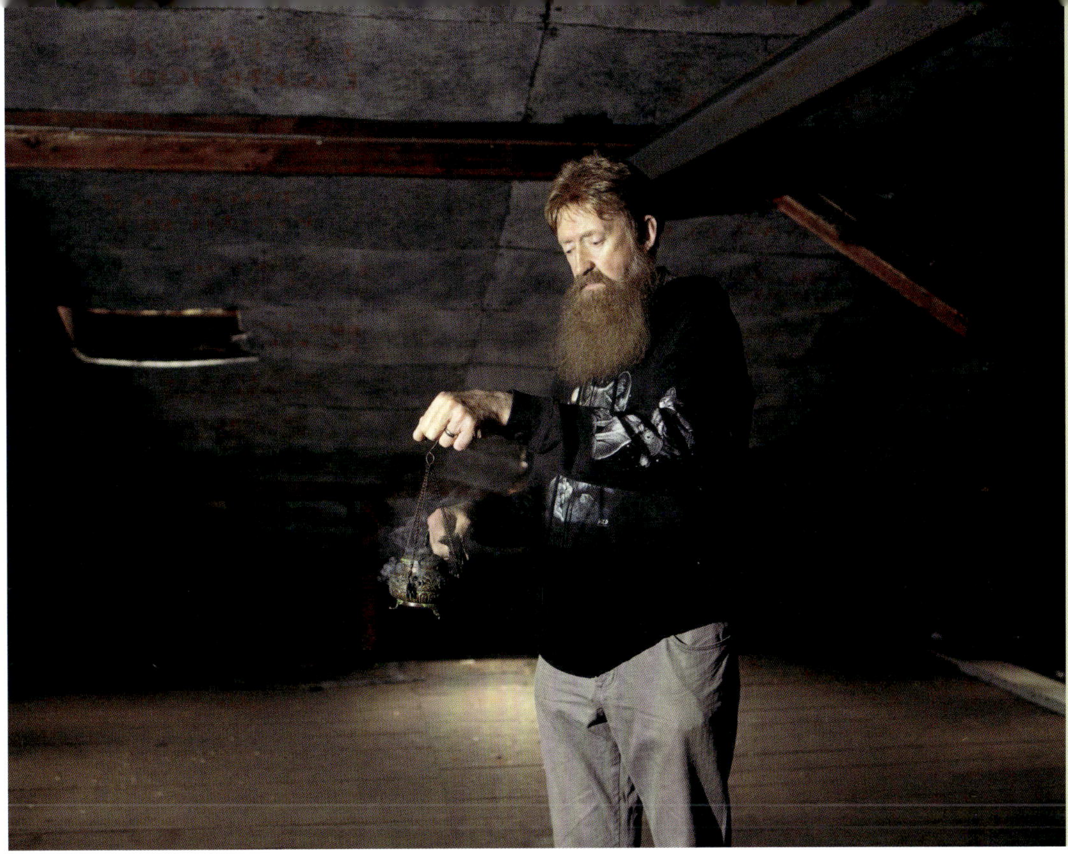

Alle diese verschiedenen Energien können einen direkten Einfluss ausüben. Sie sind nicht zu unterschätzen. Die Energiefelder entstanden durch diverse Generationen, die in einem Haus gelebt oder gewirkt haben. Zu nennen sind zum Beispiel alte Zollhäuser oder öffentliche Gebäude wie eine Poststelle, ein ehemaliges Hotel, Kloster, Gemeinde- oder Pfarrhaus. Diese immer noch vorhandenen Energien »erzählen« mir jeweils die Geschichte dieses Gebäudes.

Sehr starke Energien spüre ich in Gebäuden, die öffentlich zugänglich waren, wie die gerade aufgezählten oder auch in Restaurants, Bars oder Räume, in denen besondere Anlässe, wie Abdankungen, Gerichtstermine, Geschäftssitzungen oder politische Zusammenkünfte stattfanden. In letzteren wurde intensiv gearbeitet, und es wurden entscheidende Gespräche geführt. Diese Schwingungen kann man klar von den übrigen Energiefeldern unterscheiden. Ganz starke, prägende Energiefelder entstehen immer dort, wo Menschen eine Selbsttötung, einen Suizid begehen. Diese Schwingungen sind unverkennbar und heben sich von allen übrigen deutlich ab. Ich kann solche Orte innerhalb eines Gebäudes genau bestimmen.

Jedes Gebäude erzählt mir über die Form und Veränderung des Rauchs seine eigene Geschichte.

Ich erfahre durch ein »Hineinspüren«, »Einfühlen« in diese Energiefelder, was dort geschehen ist. Sobald ich diese Energiefelder aufgespürt, erkannt habe, kann ich mit der nötigen Mischung meine gezielte Arbeit zur Veränderung der Energie – nach einem ganz genauen Plan – beginnen: Erst befreie ich die Räume von den alten Energien, in dem ich sie auflockere, danach löse ich sie vollständig auf. Während dieser Arbeit muss ich sehr konzentriert sein.

Nach dem Räuchern müssen die Räume immer gut gelüftet werden, damit sich nicht mehr erwünschte Energien endgültig entfernen können und – im wahrsten Sinne des Wortes –, die Räume mit neuer Energie aufgefüllt werden können. Die Menschen, die diese Räume bewohnen, erzählen mir dann oft schon nach wenigen Minuten, dass sie sich deutlich wohler fühlen. Auch sie können die Veränderung der Energiefelder vielfach wahrnehmen.

Zum Ausdruck kommt dies auf unterschiedliche Weise: beispielsweise durch freieres Atmen, dadurch, dass Schwere oder Druck abnehmen – im Raum oder am eigenen Körper – oder die Räume lichter, heller erscheinen. All das sind deutliche Anzeichen dafür, dass meine Energiearbeit, das Räuchern und Reinigen dieser Räume, ihren Zweck vollumfänglich erfüllt hat. Man kann jede Energie in sich abgeschlossen auflösen, so dass nichts davon zurückbleibt. Dafür braucht man aber sehr viel Erfahrung. Wenn ich die Energie in ihrem ganzen Umfang erkennen und deuten kann, dann weiß ich auch genau, welche Art der Räucherung oder Energiearbeit hier richtig ist. Deswegen sind die von mir zusammengestellten Mischungen so wichtig, ja in allen Fällen sogar entscheidend.

Sie können aber anderen Menschen, die auch das Handwerk des Räucherns ausführen, nicht, oder nur bedingt, dienen. Denn jeder Mensch arbeitet mit seiner eigenen Energie, dem Schwingungsfeld, in das er selbst eingebettet ist. So können meine Mischungen sozusagen nur meinen eigenen Bedürfnissen genügen. Sie leisten mir persönlich einen umfangreichen Dienst.

Da ich Energien bei Menschen, Tieren und Pflanzen in Form einer Aura »sehen« kann, erkenne ich schnell den Zustand des jeweiligen Wesens. So weiß ich, welche Schritte nötig sind, um diese Energien wieder in eine harmonische, fließende Richtung zu lenken.

DIE MAGIE DES RÄUCHERNS

Räuchern ist etwas Magisches, das man sehr bewusst durchführen muss. Zur Magie gehört dazu, etwas bewusst zu tun. Magie ist eine klare Willensäußerung. Und so erfahre ich immer wieder, wie wichtig es ist, dass ich mich ganz gezielt auf meine Energiearbeit konzentriere und einen genauen Ablauf einhalte. Damit ich mein Ziel erreichen kann, muss ich in meiner eigenen Kraft stehen, darf nicht selbst gerade mit Problemen zu kämpfen haben.

Das konsequente Handeln, das stets gleiche Ausführen der Räucherarbeit wirkt nicht nur im Äußeren, sondern auch im Inneren: So komme ich mit der Energie, die ich aufbaue, auch selbst in meine Arbeit hinein. Anwesende Wesenheiten bauen immer ihre eigene Energie auf und wollen ihren Willen durchsetzen, das gilt es abzuwenden. Ein weiterer wichtiger Aspekt ist die sogenannte »Aufreinigung« einer Energie. Das heißt: Man versiegelt nach der Räucherung diese Räume, macht sie dicht für fremde Energien. Durch gezielte Magie wird der Raum, das Haus oder ein anderes Objekt so ausgefüllt, dass die negativen Energien oder Seelen nicht mehr zurückkommen können. Das ist für mich der wichtigste Akt meiner Arbeit. Es ist wichtig, dass die Objekte frei bleiben und die Bewohner dort ab sofort ungestört wohnen dürfen.

Es gibt auch immer wieder Fälle, in denen man eine Energie nicht auflösen kann, weil das gesamte Feld viel zu stark, zu lebendig ist. Zum Beispiel dann, wenn Energien von körperlosen Wesen einen Platz als offiziell empfinden. Das kann beispielsweise eine alte Verbindung sein: ein Weg, eine Straße oder ein Saumpfad, auf dem sie sich seit Jahrhunderten bewegen. Dann kann man sie nicht davon abhalten und vom Ort verweisen. Dasselbe gilt für Friedhöfe, auf die bewusst Menschen gebracht werden, deren physischer Körper tot ist. Sie sollen ihnen als letzte Ruhestätte dienen.

Dasselbe gilt auch für Schlachtfelder oder Richtplätze, auf denen Energien von Verstorbenen stark gebunden sind und den Platz weiter besetzen wollen, weil durch die irdischen Erfahrungen eine wichtige Prägung stattgefunden hat. Es ist völlig unsinnig, auf einem solchen Platz ein Haus zu bauen. Die negativen Erscheinungen sind ja hinlänglich bekannt. Zu glauben, man hätte an einem solchen Ort Ruhe und all diese negativen Energien und körperlosen Seelen würden dann einfach den Platz räumen, nur weil man da jetzt sein Haus hinstellt, ist absolut falsch. Die dort haftenden Seelen werden diesen Ort weiterhin »bewohnen«, ihn also nicht freigeben. So komme ich immer wieder an Orte, wo solche Seelen vorhanden sind und ich deshalb die Felder nicht auflösen kann. (Mehr hierzu ab S. 80.)

Man sollte diese sehr starken Felder in Ruhe lassen. An den Problemen, die resultieren, wenn sich Menschen nicht daran halten, sind nicht die ruhelosen Seelen schuld, sondern die Lebenden, die an dieser Stelle ein Haus gebaut haben. Ich werde immer wieder zu Plätzen gerufen, wo ich diese Konstellationen vorfinde. Es ist dann nicht einfach, Mietern oder Eigentümern zu erklären, dass es für diesen Ort nur eine Lösung gibt: Wegziehen! Einen anderen Wohnort suchen! Sensitive Menschen erkennen dies meist sehr schnell.

Wenn die anwesenden Geistwesen ständig wahrgenommen werden, kann nur ein Ortswechsel Abhilfe schaffen. In unserer heutigen, ungläubigen, auf Wissenschaft ausgerichteten Zeit wird oft unbedacht gebaut und wenig auf solche Plätze geachtet. Man stellt Häuser einfach irgendwo hin. Ich weiß, dass unsere Ahnen so etwas nie gemacht hätten. Sie haben damals einen Platz vor dem Hausbau energetisch ausgependelt und genau angeschaut, um nicht mit solchen Energien konfrontiert zu werden. Sie achteten auf die Geschichte eines Platzes, hatten wichtige Informationen, um ungeliebte Ereignisse zu umgehen.

So erkannte ich bald – meine praktischen Erfahrungen zeigten es mir ganz deutlich –, dass gewisse Plätze die Menschen regelrecht krank werden lassen. Sogenannte Verstorbene entziehen uns lebenden Menschen Lebensenergie. Man kann Dinge, die gegeben sind, nicht auflösen, beispielsweise eine alte Verbindung von Ort zu Ort. Diese Wege werden von den Seelen auch heute nach wie vor begangen. Dieser Weg existiert, er ist gegeben, auch wenn jetzt ein Haus darauf steht. Dann führt der Weg eben durch dieses Gebäude hindurch.

Ich als Bewohner muss mich dann nicht wundern, wenn ständig Energien durch meine Wohnung oder mein Haus ziehen. Man kann die geistige und materielle Welt einfach nicht trennen. Nie! Sie gelten als absolut und sind Teil eines Ganzen. Diesseits und Jenseits sind wie zwei Seiten derselben Medaille. Man kann sie nicht trennen.

Öffentliche Plätze werden von den Seelen früherer Bewohner, die längst verstorben sind, häufig weiterhin besucht.

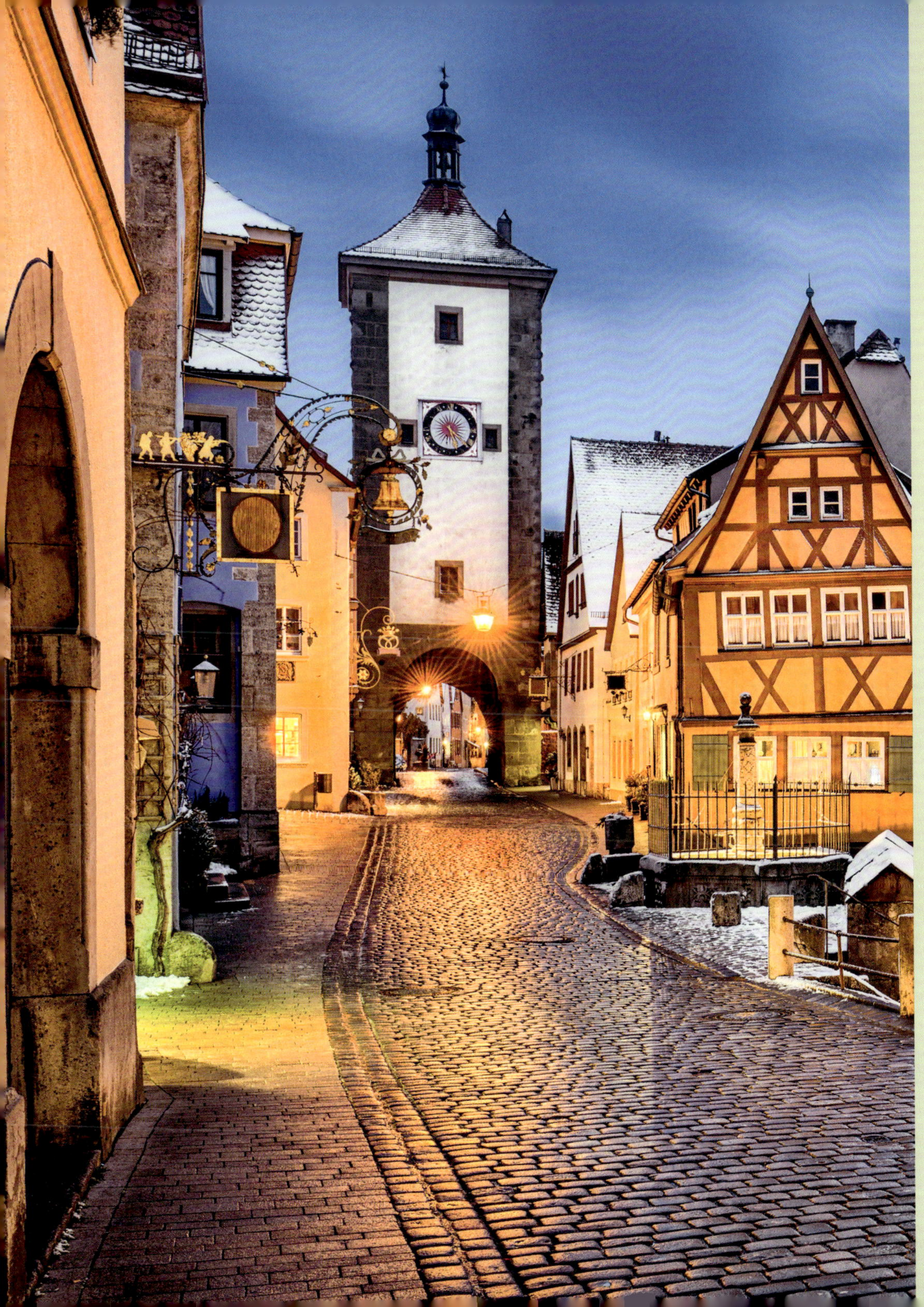

JEDES GEBÄUDE IST ANDERS

» WOHNUNGEN, HÄUSER, FIRMEN

Es gibt verschiedene Gebäudetypen, die ich im Laufe der Zeit in Kategorien unterteil habe. Die erste ist die einfache Wohnung. »Einfach« in dem Sinn, dass sie aus nur einem oder einigen wenigen Räumen besteht. Dann gibt es noch das klassische Einfamilienhaus, Mehrfamilienhäuser, sehr große Wohnhäuser und Bauernhäuser. Letztere sind immer sehr speziell, da sie nie oder selten freistehen und oft mit Ökonomiegebäuden zusammengebaut sind. Andere größere Gebäude wie Betriebe, kleinere Schulen, Praxen, Kanzleien oder Büros bilden eine weitere Kategorie. Sehr große Betriebe, zu denen Großraumbüros gehören, große Schulen, Heime oder Industriekomplexe zählen zu den größten Gebäudetypen.

Für mich war es wichtig, diese Einteilungen vorzunehmen, da ich nur so den Zeitaufwand abschätzen kann, der wichtig für die Beantwortung der Frage ist: Was werde ich für die Reinigung alles brauchen? Außerdem bin ich so viel unterwegs, dass ich gerne mehrere Objekte in derselben Gegend verbinde. So kann ich effizienter arbeiten und habe nicht doppelten Anfahrtsweg. Das braucht immer eine gewisse Koordination und Planung, die meine Frau übernimmt. Sie macht das seit vielen Jahren sehr gut. So leisten wir die Arbeit rund um die Hausräucherungen eigentlich zusammen – sie administrativ, ich in der Praxis.

In größeren Gebäuden ist es wichtig, dass man die einzelnen Bereiche in verschiedene Abschnitte unterteilt. Das heißt, dass man sich von Raum zu Raum oder von Stockwerk zu Stockwerk durcharbeitet. Ich beginne dabei immer unten, damit sich im Verlauf meiner Arbeit die fließenden Energien entsprechend den physikalischen Gesetzen nach oben ausweiten können. Auch symbolisch gesehen will ich die Energie ja nach oben bringen. So beginne ich immer in den untersten Räumen und arbeite mich langsam nach oben vor. Ich habe festgestellt, dass vorhandene Wesenheiten dann aus diesen Räumen flüchten – vor mir und meiner Arbeit, da sie ganz klar den Druck spüren, dass sie in der neuen Energie, die ich aussende, nicht mehr erwünscht sind. So verschwinden sie seitwärts in andere Räume oder nach oben.

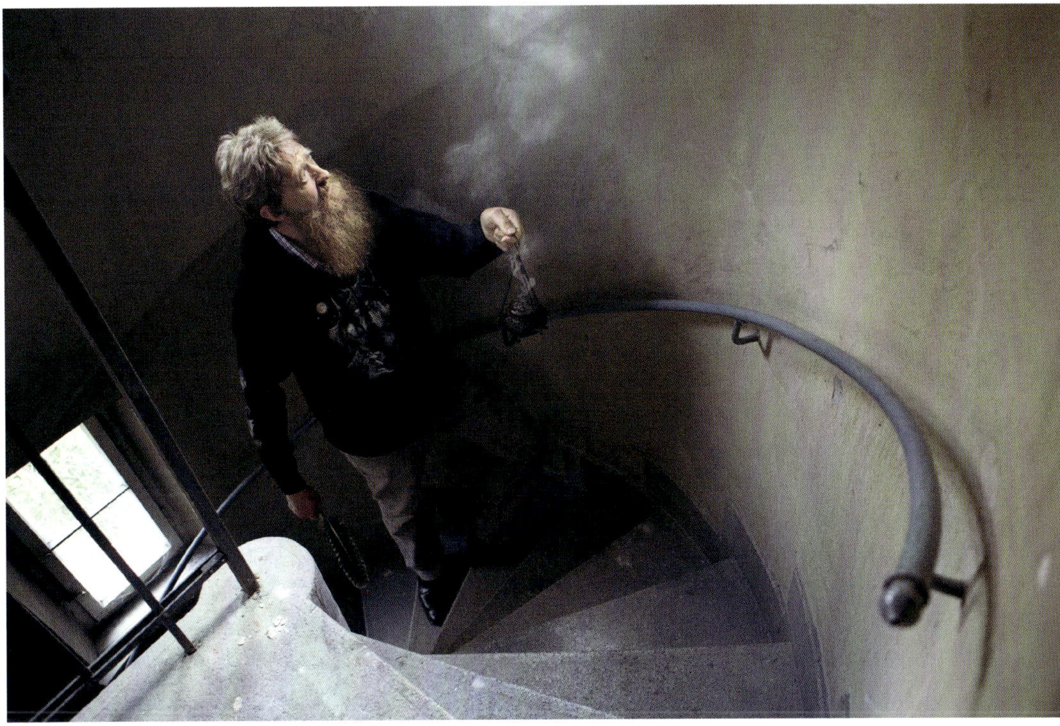

Ich bemerke auch immer wieder, dass viele Räume gleich mehrere Wesenheiten beherbergen. Das bedeutet, dass sich diese sehr bewusst an diesen einen Ort zurückgezogen haben. Und es ist immer wieder interessant zu beobachten, wie sie versuchen, ein neues Versteck zu finden, wo sie sich vor mir und meiner Energie verbergen können. Ich habe längst begriffen, um welche Art Energien es sich hier handelt und welche Verstecke diese Wesenheiten aufsuchen, um sich meinem Zugriff zu entziehen. Oft kommt mir das Ganze wie ein Versteckspiel mit Kindern vor.

Im Vorfeld meiner Arbeit kann ich nie genau wissen, was mich erwartet, mit welchen Wesenheiten und Ereignissen ich in Berührung komme.

In Räumen, in denen sich mehrere Wesenheiten aufhalten, ist die Arbeit sehr intensiv. Ich muss die Wesenheiten einzeln zum Verlassen des Gebäudes auffordern oder jedem einzelnen Wesen seinen eigenen Weg aufzeigen. Gerade größere Gebäude beherbergen oft viele verschiedene Wesen. Das ist sehr spannend für mich, weil ich so in unterschiedliche Zeitepochen eintauchen kann. Es kann vorkommen, dass in ein und demselben Raum gleichzeitig Wesenheiten aus dem 18., dem 19. Jahrhundert und der Jetztzeit anwesend sind.

Die Objekte, in die ich gerufen werde, sind immer sehr unterschiedlich in ihrer Art, in ihrer Schwingung und durch das, was ich dort vorfinde. Deshalb muss ich meistens erst ein kurzes Gespräch mit den Menschen führen, die jetzt in den Räumen leben oder sich dort regelmäßig aufhalten. So kann ich herausfinden, wie viel Zeit ich in etwa für die Arbeit benötige. Es gibt auch immer wieder Fälle, in denen die Menschen viele Fragen haben, etwas klären möchten oder mit denen ich in ein längeres Gespräch komme, wodurch ich an diesen Objekten länger arbeite als an anderen.

Räuchern an und für sich ist eine sehr interessante Arbeit. Zentral ist dabei, absolut seriös vorzugehen und sich seiner Arbeit bewusst zu sein. Ich weiß, welche Wirkungen ich auslöse, welche Effekte die ganzen Arbeitsabläufe am Schluss haben und welche Veränderungen dadurch angestoßen werden können. Und ich erkenne mittlerweile in einem Objekt sofort, um welche Energien es sich dort handelt, ob körperlose Seelen anwesend sind und welche Räuchermischung zum Einsatz kommen muss. Meist spüre ich das schon, wenn ich in ein Haus, eine Wohnung oder in einen Raum eintrete.

Wenn ich Wesen antreffe, gilt es, sie abzulösen und aus diesen Räumen zu entfernen. Dann kann ich den Bewohnern – meist den Mietern oder Eigentümern – das, was sie ursprünglich nur für sich selbst gemietet oder gekauft haben, als freies Objekt zurückgeben, ohne unerwünschte Untermieter.

» ÖFFENTLICHE EINRICHTUNGEN

Viele Gebäude hatten auch in früheren Zeiten einen öffentlichen Charakter: beispielsweise Militäreinrichtungen, Praxen, Ladengeschäfte oder Zollhäuser. Ein Gebäude, das heute nicht mehr dem ursprünglichen Zweck dient, speichert dennoch all die früheren Ereignisse in sich. Besonders spannend wird es, wenn ein Gebäude mit Ereignissen aus mehreren Jahrhunderten »belebt« ist. In ihnen kann ich dann die Zeitepochen übereinander gelagert erkennen. Ein Pfarrhaus ist in dieser Hinsicht geradezu ein Paradebeispiel. Da solche Gebäude oft neben oder in der Nähe eines Friedhofes stehen, ist es naheliegend, dass physisch körperlose Seelen vom Friedhof zum Pfarrhaus oder vom Pfarrhaus zum Friedhof wandern. Nach wie vor pflegen sie dadurch einen regen Kontakt zu diesem Gebäude. Die alten Strukturen und Ebenen sind ja noch immer vorhanden.

Daraus ergibt sich eine besondere, oft verworrene Arbeit, da diese kunterbunten Zeitepochen energetisch getrennt werden müssen, und zwar so, dass jede Zeit in sich aufgelöst wird. Ich muss gezwungenermaßen in jeder Epoche anders arbeiten, da es sich um voneinander unabhängige geschichtlich geprägte Zeiträume handelt, deren Energiefelder keine gegenseitige, direkte Verbindung haben.

Es gilt unterschiedliche Seelen, Vorkommnisse und Vorgaben zu berücksichtigen. Zudem erkenne ich auch, ob in einem Dorf gerade gute oder schlechte Zeiten herrschten und wie stark der Pfarrer auf die Menschen seiner Gemeinde Einfluss nehmen konnte. Auffallend ist, wie stark die Seelen unter diversen Ängsten leiden, in Verbindung mit Teufel, Hölle und Verderben. In der Energie einer Amtsperson – wie eines Pfarrers – kann ich sein Wirkungsvermögen erkennen oder die religiösen Konstellationen erfahren, die in einem solchen Gebäude nach wie vor sehr präsent sind.

Meine Räucherarbeit ist stets eine Reise durch unterschiedliche Epochen und geschichtliche Ereignisse.

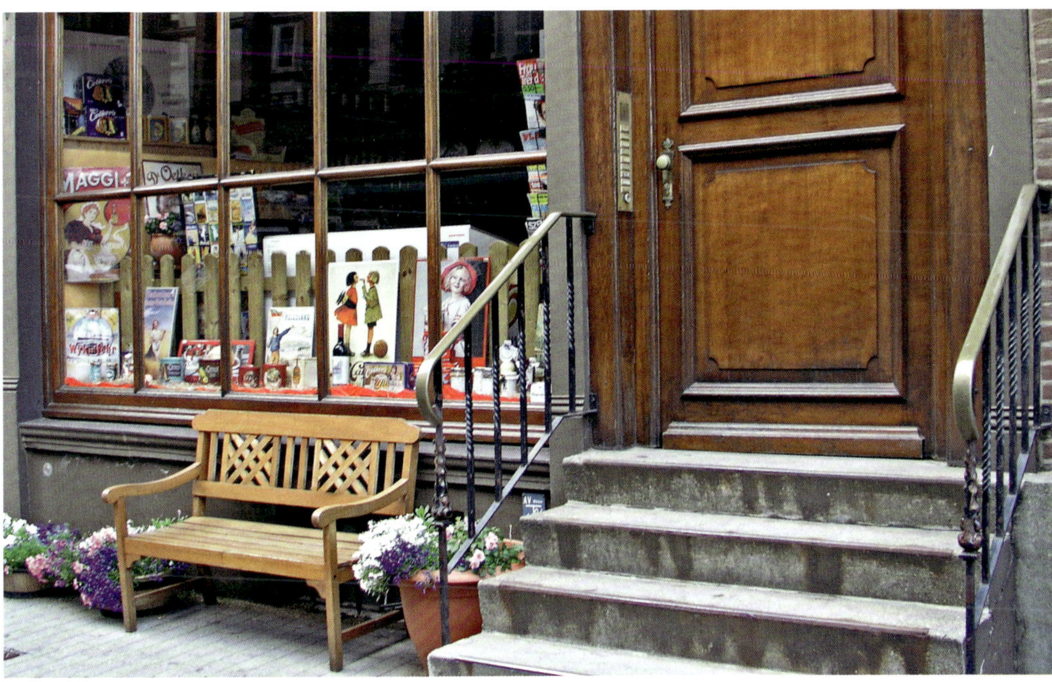

AUCH TIERE SPÜREN WESENHEITEN

REAKTIONEN AUF ENERGIEN

Tiere spüren Energien viel stärker als wir Menschen und nehmen ihre Umgebung auf einer nicht-sichtbaren Ebene wahr.

Natürlich geht es beim Räuchern nicht nur um die Räume, sondern vor allem um deren Bewohner. Es gibt immer wieder Fälle, bei denen der ganze »Spuk« von den Bewohnern selbst, also den Lebenden, ausgelöst wird. Natürlich beeinflusst durch schlechte Energien, die das Haus oder die Wohnung vorbelasten. Ehemalige Eigentümer oder Vormieter prägen ungemein. Und so ist es für mich immer eine klare Sache, dass ich

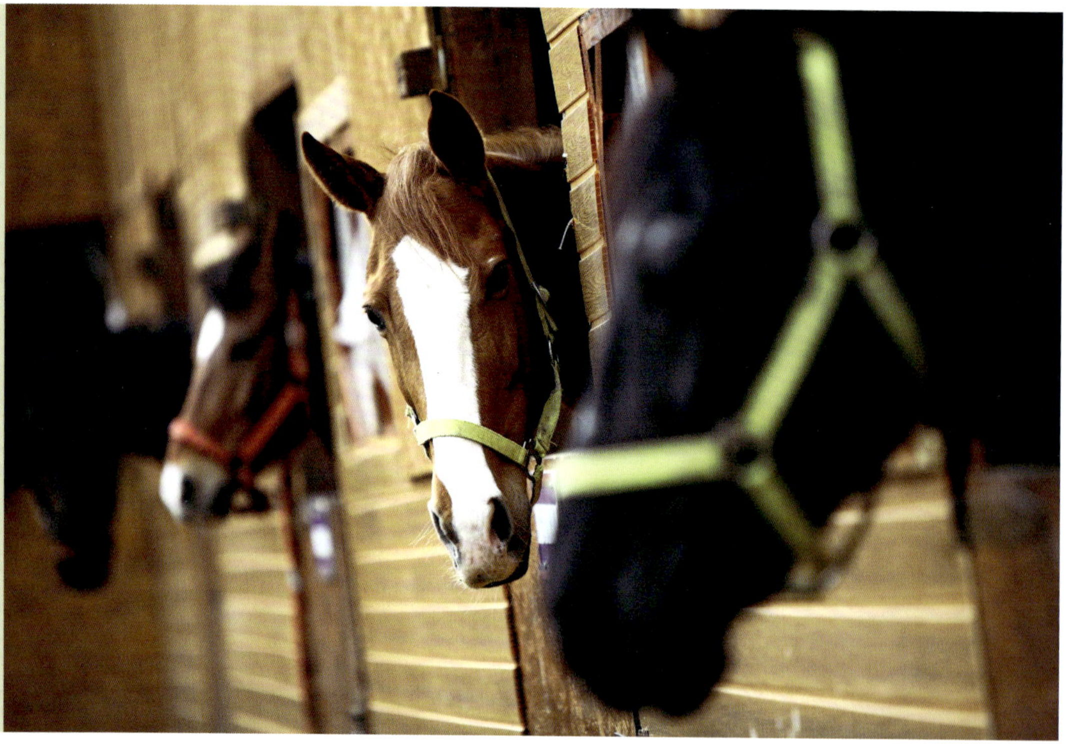

die jeweiligen Bewohner, Ehepaare, Kinder, Großeltern usw. miteinbeziehe. Es ist sehr wichtig, dass die Leute ihre eigenen Verhaltensweisen und ihre Einstellungen als solche erkennen. Sie haben mit der Energie in den jeweiligen Räumen und Gebäuden viel zu tun. Es gilt immer zwei Dinge zu beachten: zum einen das Objekt, das man räuchern soll, zum anderen die Menschen, die dort wohnen oder sich häufig aufhalten.

Eine ganz eigene Energie findet sich in Gebäuden, in denen Tiere leben: in Ställen, Boxen oder Pferchen. Ich habe einmal in einer sehr großen Hühnerbatterie geräuchert. In solchen Fällen ist es besonders wichtig, dass man sehr vorsichtig arbeitet und sich seiner Tätigkeit bewusst ist. Tiere sind sehr aufmerksam, empfindlich und reagieren auf die Handlungen des Menschen viel stärker als der Mensch, da sie Schwingungsebenen bewusster wahrnehmen. In ihrer eigenen Welt funktionieren, leben, fühlen und erkennen sie sich selbst als Schwingungseinheit. Tiere nehmen viel mehr über die Energiefelder wahr als über das, was sichtbar um sie herum geschieht. Die Arbeit ist hier eine ganz andere als in Räumlichkeiten, die von Menschen bewohnt sind.

Tiere nehmen fremde Energien sehr stark wahr, da sie eine offene Kommunikationsfähigkeit und eine stark ausgeprägte Intuition haben. Sie selbst sind Geistwesen in physischen Hüllen (Körpern). Und dessen sind sich Tiere, im Gegensatz zum Menschen, absolut bewusst. Deswegen können sie Energien in Form von körperlosen Seelen sehr deutlich spüren und reagieren entsprechend stark auf sie. So habe ich immer wieder Fälle, wo man mich ruft, weil der Hund die Wand oder eine Ecke anbellt, bestimmte Stellen, Räume oder Plätze meidet und umgeht.

Auch bei Katzen kann man dieses Phänomen häufig beobachten. Sie meiden dann gewisse Plätze plötzlich vehement, fauchen sogar gegen eine Energie, die wir selbst gar nicht wahrnehmen können, machen einen Buckel oder rennen davon. Auch bei Kühen im Stall habe ich das schon erlebt, oder bei Pferden, die scheuen, weil sie plötzlich eine Energie wahrnehmen. Das führt oft zu Unfällen. Pferdebesitzer erzählten mir beispielsweise, dass sie beim Reiten ein merkwürdiges Erlebnis hatten. Ihr Pferd hatte plötzlich vor etwas gescheut, ist davongerannt oder hatte sie sogar abgeworfen. Zum Teil trugen diese Menschen Verletzungen davon. Da Pferde sehr ängstliche Tiere sind, können sie mit einer solchen Energie schlecht umgehen und suchen das Weite.

Es ist sehr interessant zu beobachten, wie mir Tiere durch ihr Verhalten genau zeigen, wo sich die störenden Energien aufhalten. Sie wollen diese Seelen nicht um sich haben und fühlen sich in deren Energiefeld gestört, es löst in ihnen Angst aus. So gibt es Orte, die auch Tiere konsequent meiden. Nicht mal auf Verlangen des Halters wollen sie dann in einen gewissen Raum mitkommen.

Hunde stehen dann z.B. still, kein Befehl lässt sie weitergehen. Dann beginnen sie zu bellen oder zu winseln. Dieses Phänomen habe ich seit vielen Jahren immer und immer wieder erlebt. Durch mein klares Sehen erkenne ich, dass sie, wie ich, diese körperlose Energie, also ein Geistwesen, deutlich wahrnehmen können. Und diese Energie ist ihnen unheimlich, sie haben keine Verwendung dafür, sie können sie nicht in ihr sonstiges »Weltbild« einordnen. Sie reagieren wie kleine Kinder. Sie wollen dieses Unbekannte, Fremde, einfach nur weghaben. Einer Konfrontation mit dieser Energie gehen sie, wenn möglich, aus dem Weg.

Oft spüren wir körperlose Seelen durch eine Art »Windhauch« – trotz geschlossener Fenster und Türen.

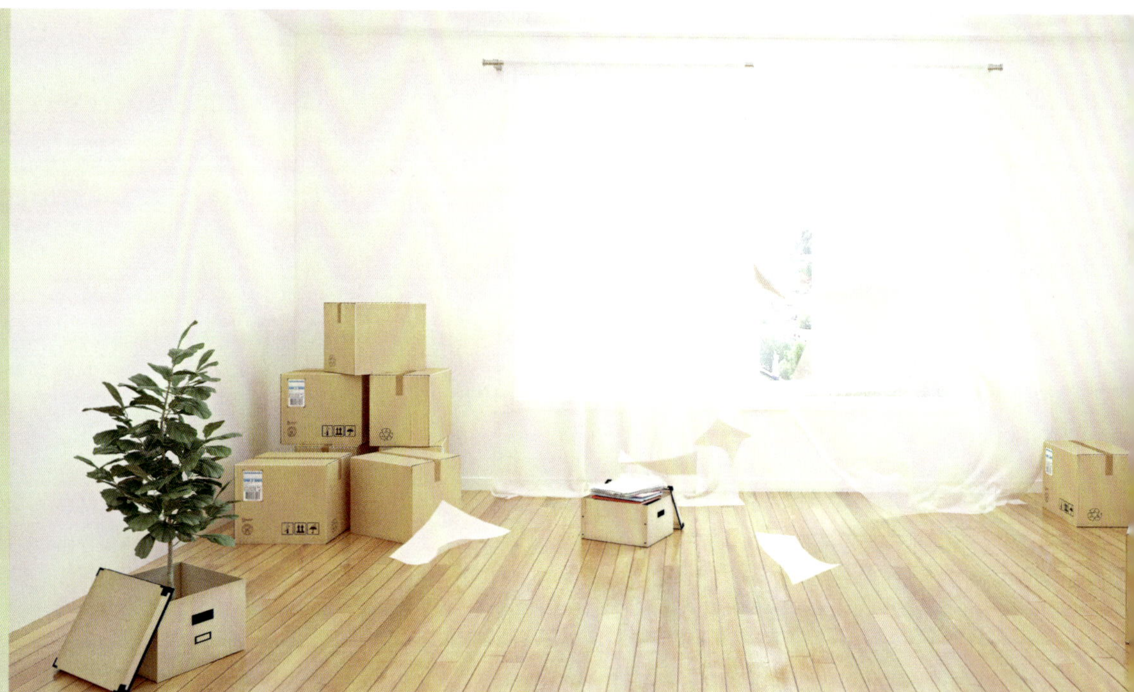

FREMDENERGIEN ABLÖSEN

Energien ablösen heißt, etwas auflösen, was verdichtet ist. Es gibt ganz unterschiedliche Energien: zum einen die, die durch Menschen eingebracht wurden, durch ihr Verhalten und ihre Emotionen, wie Streit, Hass oder Neid. Zum anderen die Energie der unerlösten Seelen, die sich oft in alten Häusern oder an Plätzen aufhalten, wo sie früher gelebt und gewirkt haben. Viele Seelen halten sich z.B. nach einem Unfall an der Unfallstelle auf.

Diese Seelen leben auch nach ihrem körperlichen Tod im Astralleib weiter und können Räume besetzen. Sie fallen dann negativ auf, weil die neuen Bewohner diese Energien spüren. Kinder können solche Energien oft auch sehen. Sie begegnen diesen Seelen in unterschiedlicher Form: so, wie sie körperlich früher aussahen oder als dunkle Gestalten, als Silhouetten, vor denen sich die Kinder dann meistens fürchten.

Erwachsene nehmen diese Energien oft als Hauch wahr, oder spüren etwas, das sie berührt, ihnen einen kalten Schauer über den Rücken jagt. Manchmal bemerken sie die Energie auch als Dichte, die ihnen im Weg steht oder sie daran hindert, etwas Bestimmtes zu tun. Sie werden dann in ihrer Arbeit, in ihrem Denken und in ihren Handlungen stark behindert. Es gilt nun, diese Energien aufzulösen, sie von diesen Orten zu entfernen, wo sie Menschen stören und beeinflussen. Die Seelen können überall sein, aber nicht überall haben sie die gleiche negative Wirkung. Sie können selbstverständlich auch positiv wahrgenommen werden und durch ihre Art auch etwas Angenehmes bewirken. Man kann sehr gut unterscheiden zwischen diesen positiven und negativen Energien.

Negative Energien handeln beinahe immer aus Bosheit. Sie sind da, um hier lebende Menschen in ihren Tätigkeiten oder Lebensbereichen zu behindern oder Unstimmigkeiten zwischen den Menschen zu erzeugen. So greifen körperlose Wesen immer wieder in die Ebenen der hier lebenden Menschen ein und verursachen dadurch gezielt Krankheiten, Unstimmigkeiten, Angst und dergleichen. Seelen haben aber meist keinen negativen Auftrag. Sie sind einfach da, und oft erlebe ich, dass sie sich melden, weil sie ihren Weg jetzt endlich erkennen möchten, weil sie an diesem Platz nicht mehr sein wollen, weil sie weiterkommen möchten und selbst spüren, dass sie an diesem Ort jetzt wirklich nicht mehr zu Hause sind.

In sehr alten Häusern habe ich immer wieder festgestellt, dass die vorhandene Energie durch jede dazukommende, neue Energie in ihrer Dichte verstärkt wird. Es kommen neue Bewohner, zum Beispiel Mieter, in diese Räume und übernehmen somit die alten Energiefelder, die sich mit den eigenen mischen. Ein Wohnungswechsel kann so unbemerkt zum Beginn einer sehr unangenehmen, nervenden Lebensphase werden. Die Menschen setzen sich – im wahrsten Sinn des Wortes – in diese alten Energien hinein und spüren erst im Laufe der Zeit, entweder eher schwach oder sogar sehr stark, dass sie sich in diesen Räumen nicht wohl fühlen. Woher dieses Gefühl kommt, wissen sie allerdings oft nicht. Dies führt dazu, dass mir Leute immer wieder sagen: »Ich fühle mich überall wohl, nur nicht zu Hause. Wenn ich nach Hause komme bemerke ich einen körperlichen Druck, eine unangenehme Schwingung, die mich erfüllt. Ich fühle mich nicht mehr wohl und muss deswegen immer wieder aus diesen Räumen, aus diesem Haus weg.« Auch Kinder und Haustiere können bei einem Wohnungswechsel sehr stark reagieren und spüren, dass sie nicht mehr »zu Hause« sind.

Vor meinem Arbeitsbeginn spreche ich deshalb die Situation mit den betreffenden Personen sehr genau durch. Sie können mir alle Vorkommnisse schildern, erzählen, was und in welcher Form von ihnen selbst oder den Kindern wahrgenommen wurde. In vielen Fällen beschreiben mir die Menschen eine physisch körperlose Person. Sehr oft handelt es sich um einen nahen Verwandten, der seinen Körper verlassen hat. Nachdem das Aussehen dieses Geistwesens beschrieben wurde, erhalte ich in den meisten Fällen direkt danach sehr schnell einen telepathischen Kontakt zu dieser betreffenden Person.

Ich weiß dann, wann und zu welcher Zeit sie hier gelebt und in welcher Form sie gewirkt hat. Diese Energien durch das Räuchern aufzulösen ist für mich zu einer sehr bedeutenden Arbeit geworden. Sie wirkt immer auf zwei Ebenen: Die eine ist das Auflösen alter Energien, die andere das sanfte Auflösen von vorhandenen Seelen, die hier in diesen Räumen, in dieser materiellen Welt immer noch gebunden sind und glauben, hier noch zu wohnen oder – aus welchen Gründen auch immer – hier bleiben zu müssen.

Ich muss hier anfügen, dass ich Menschen, die sich während ihres irdischen Lebens mit dem »Danach« beschäftigen oder sich bewusst sind,

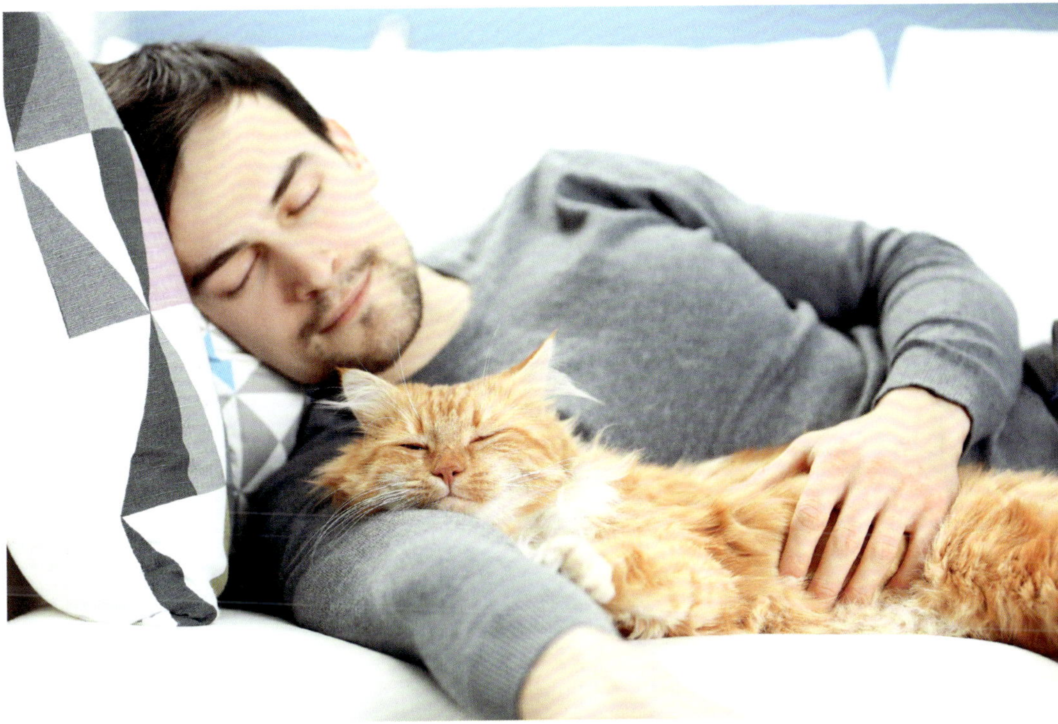

Die Beziehung zwischen Mensch und Tier ist eine besondere. Bei einer starken Verbindung kann sie auch über den Tod hinausgehen.

dass ein Leben nach dem Verlassen des physischen Körpers auf einer anderen Ebene weitergehen wird, äußerst selten als Geistwesen antreffe.

TIERSEELEN ZIEHEN LASSEN

Immer wieder komme ich in Häuser und Wohnungen, deren Bewohner viele Haustiere besitzen. Diese Tiere beleben natürlich die diversen Räume auch mit ihrer eigenen Energie. Die zum Teil sehr starken Bindungen zwischen Mensch und Tier führen oft zu besonderen Banden, die auch nach dem Tod des Tieres bestehen bleiben. Deswegen kann ich ab und zu auch Tierseelen fühlen oder »sehen«.

Ich nehme beide Energien war: die der noch lebenden Tiere und die der verstorbenen, also körperlich nicht mehr anwesenden Tiere, deren Geist aber immer noch in der Wohnung präsent ist. Diese auf einer äußerst subtilen Ebene schwingenden Energien bilden eine ganz andere Schicht als die Energiefelder des Menschen. Zum Beispiel kann eine Vielzahl von Katzen, Hunden oder eine Gruppe unterschiedlicher Tiere in verschiedener Form, also auf komplett anderen Stufen schwingen. Pferde senden ganz andere Frequenzen aus als Hunde. Egal, ob sie in geistiger oder körperlicher Form anwesend sind.

Eine ganz eigene Schwingung bemerke ich auch immer wieder in Gebäuden, in denen Tiere gehalten werden, zum Beispiel in einem Stall, in einer Box oder dort, wo Jungtiere aufgezogen oder gemästet werden. So hat ein Schweinestall andere Energiefelder als ein Freilaufstall, z.B. mit Kühen. Diese unterschiedlichen Energien entstehen einerseits aus der Haltung der Tiere, andererseits aus dem individuellen Charakter, den ein Tier hat. Hier sind komplett andere Dimensionen von Energiefeldern vorhanden als bei den Menschen. In solchen Gebäuden arbeite ich in einer ganz anderen Art und Weise. Ich muss meine Arbeit dieser Energie anpassen, damit sie in diesen Schwingungsfeldern Erfolg zeigt.

Bei den Tierseelen geht es nicht darum, sie von einem Platz abzulösen, sondern in den allermeisten Fällen muss ich Leid auflösen, das hier geschehen ist. Tiere müssen wegen des Menschen unglaublich viel Leid ertragen. Leid ist eine starke Energie und problemlos spürbar. Es gilt, diese alten Energien abzulösen und aufzuarbeiten, damit der Raum energetisch wieder »sauber« wird. Erst dann fühlen sich die nun darin lebenden Tiere wohl.

Wieder anders schwingen Energien von Mensch-Tier-Symbiosen. Es ist immer wieder interessant, dass die Hausbewohner eine ganz andere Schwingung aufweisen, wenn sie ein oder mehrere Tiere besitzen und mit diesen die Wohnräume teilen. Ich erkenne auch einen auffälligen Unterschied zwischen den Schwingungen von Menschen, die Tiere in einem Stall halten und denjenigen, die mit ihren Tieren zusammen in ihrem Haus oder ihrer Wohnung leben und dadurch eine enge Beziehung zu ihnen aufbauen. Die jeweils unterschiedlichen Energiefelder verlangen immer wieder Anpassungen in meiner Räucherarbeit. So wird jede Tätigkeit für sich gesehen interessant und verlangt oft eine Neuausrichtung. Das Räuchern bietet dabei für mich eine ungeahnte Vielfalt an Möglichkeiten, mit denen ich mich auseinandersetzen darf und die ich schließlich sehr individuell ausführen muss.

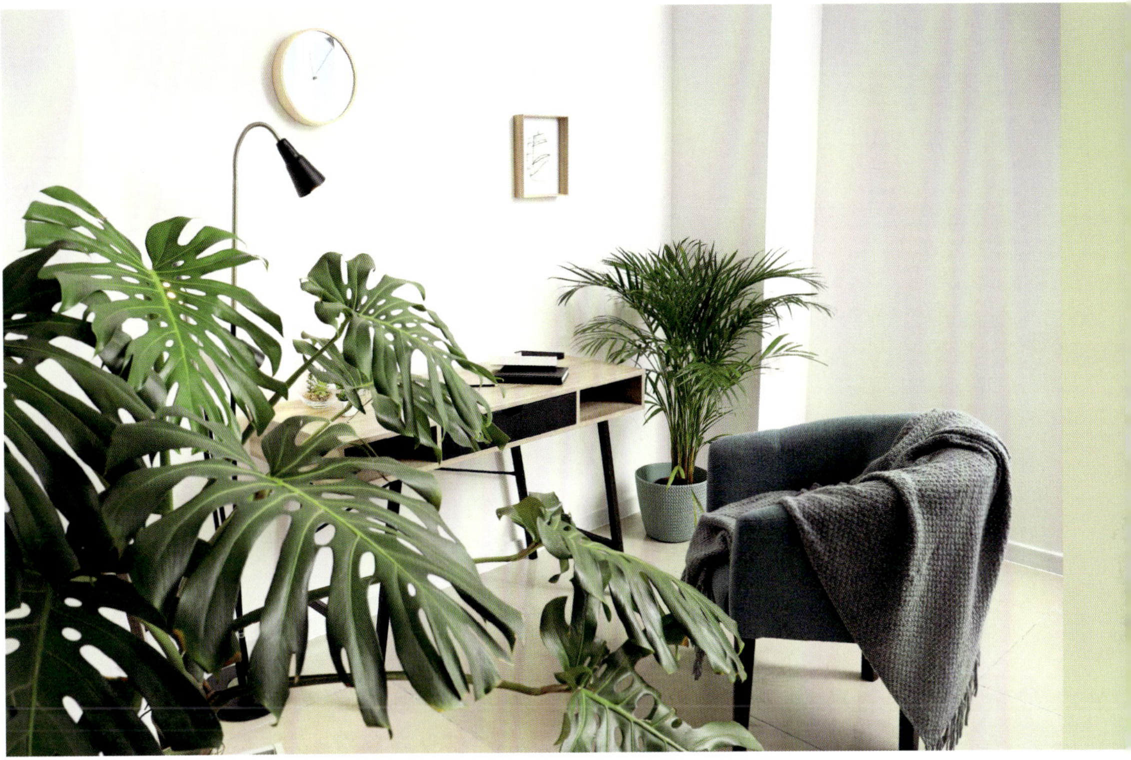

Auch in unseren Wohnräumen sind Naturwesen zu Hause, nicht nur draußen in der Natur.

» NATURWESEN ERKENNEN

Es gibt für mich neben der irdischen noch zwei weitere, völlig unterschiedliche Welten: Da ist einmal die der körperlosen Seelen, oder anders formuliert, die der physisch körperlosen Menschen, die hier auf der Erde bleiben, weil sie aus irgendeinem Motiv an die Materie gebunden sind. Die andere Welt ist die der Naturwesen, der allerorts vorhandenen Geister der gesamten Natur.

Diese Naturwesen, die hier mit uns leben und auf dieser Erde ihre tägliche Arbeit verrichten, sind die wichtigsten Geister unserer Erde. Eine Natur ohne sie wäre tot. Und ich darf mit Recht behaupten, dass der Mensch diese Wesenheiten in keiner Art und Weise schätzt und deswegen auch kaum beachtet.

Ausreichend entwickelte menschliche Seelen erkennen diese Kraft aber und arbeiten bewusst mit ihr. In meiner Arbeit erlebe ich meist Menschen, die diese Naturwesen zwar unbewusst spüren, aber sie nicht in ihre bewusste Welt eingliedern können. Sie können sich mit ihrem

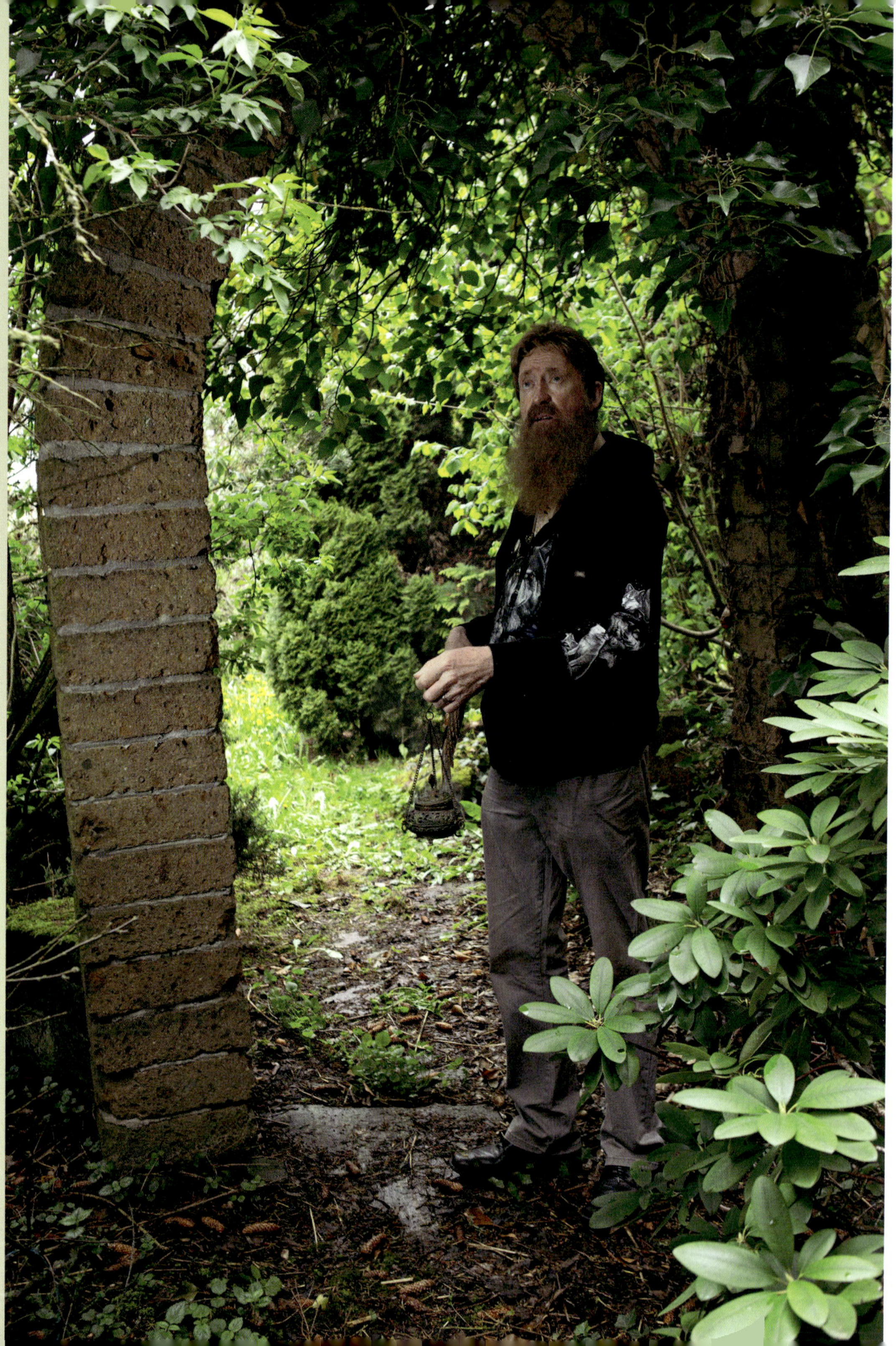

Weltbild nicht erklären, woher diese unbestimmten Energien, Bewegungen, wahrgenommenen Schatten oder aufkommenden Gefühle von Angst kommen.

Dann rufen sie mich meist an und erzählen, dass beispielsweise irgendetwas im Keller ist, auf dem Dach, draußen vor dem Haus oder im Garten. Ich freue mich dann immer, wenn ich feststelle, dass es sich dabei nicht um verstorbene Menschen handelt, die mit astraler Präsenz anwesend sind, sondern um Naturwesen. Sie machen sich an diversen Stellen bemerkbar und lassen die Menschen erkennen, dass sie hier ihrer Aufgabe nachgehen und kostbare Arbeit verrichten. Wir haben nicht nur im Garten oder im Freien überall Naturwesen, sondern auch im Haus, eben ausnahmslos an allen Orten, wo Pflanzen sind. Naturwesen kommen mit lebenden Pflanzen, Blumen oder Sträuchern in unser Haus und sind dort dann auch sehr präsent. Naturwesen arbeiten auf allen Ebenen. Die Dunkelelfen im Keller sind z.B. in feuchten oder düsteren Räumen zu Hause. Wenn sich Leute dann nicht mehr in den Keller trauen, hat das nichts mit einem menschlichen Geistwesen zu tun, sondern mit dieser speziellen Energie.

Und weil feinfühlende Menschen diese Energie wahrnehmen dürfen, haben sie eine unbestimmte Angst, ein beklemmendes Gefühl. Sie trauen sich nicht mehr diese Räume zu betreten und glauben, dass dort ein Spukgeist sein Unwesen treibt. Ich beobachte diese menschlichen Ängste immer wieder, auch nachts im Wald. Das lässt mich persönlich oft schmunzeln, denn diese überall präsenten Naturwesen sind für mich ganz natürlich.

Das ganze Rätsel ist gelöst, wenn der Mensch begreift, dass er – der Natur sei Dank – in seinem Schwingungsfeld diese wunderbaren Energien wahrnehmen und spüren kann. Diese spezielle Welt ist den meisten Menschen heutzutage jedoch leider völlig unbekannt. Deswegen ist eine umfassende Aufklärungsarbeit nötig, zu der ich mit meiner Arbeit erfreulicherweise beitragen kann.

Wir können auf diese Weise erkennen, dass es sich um außerordentlich nützliche, wohlgesinnte und wunderbare Wesenheiten handelt, die überaus positiv zu betrachten sind. Wir können sie überall antreffen und müssen uns keineswegs vor ihnen fürchten oder schrecken lassen. Denn in diesem Bereich gibt es keine »schlechten« Energien.

GEISTIGE HILFE – RÄUCHERN IM AUFTRAG

» ANFÄNGLICHE GEHVERSUCHE

Meine ersten praktischen Erfahrungen machte ich zu einem Zeitpunkt, als ich mich mit dem Räuchern selbst noch gar nicht so gut auskannte. Obwohl ich noch keine wirkliche Erfahrung damit hatte, entschied ich mich im Auftrag Dritter tätig zu werden. Aus meiner Jugendzeit kannte ich das Räuchern nur mit Weihrauch aus der katholischen Kirche. Was ich allerdings damals schon feststellen konnte, war eine gewisse Schwingungsveränderung, die immer stattfand, wenn man mit dem Weihrauchfass räucherte.

Irgendwann einmal kam der Tag, an dem ich in einem Haus stand und einfach aus meiner Intuition heraus zu räuchern anfing, ohne viel Ahnung davon zu haben, wie das jetzt eigentlich genau gehen sollte. Ich hatte ja keinen Lehrmeister – ich hatte gar nichts. Und diese Intuition ermöglichte mir dann erstmals, die veränderten Energien auch zu spüren. Wenn ich räucherte, empfand ich sofort eine Veränderung der Energiefelder. Durch meine Hellsichtigkeit war ich auch in der Lage, die speziellen Veränderungen farblich wahrzunehmen und zu erkennen, dass eine Seele durch meine Handlung befreit wurde und den Raum, in dem ich stand, verließ.

Ich durfte ab diesem Zeitpunkt natürlich noch sehr viel lernen. Im Laufe der Zeit kam immer mehr und mehr Wissen dazu. Beispielsweise merkte ich, dass es sehr wichtig ist, die Räume nach dem Räuchern zu schützen, sie sozusagen zu »versiegeln«, damit die unerwünschten Energien, die Seelen, die vorher dort waren, nicht mehr zurückkehren konnten. Wie genau diese Arbeit vonstatten geht, erfahren Sie in den folgenden Geschichten.

Die Energie eines jeden Raums wird durch das Leben der Menschen, durch ihr Sein, ihre Handlungen, ihr Wesen, ihren Ausdruck, ihre Emotionen, ihre Gefühle usw. verändert. Die Seelen sind ein Teil dieser Energie, die man durchaus entfernen kann.

» DER ERSTE FALL IN EINEM BAUERNHAUS

Ganz am Anfang stand ich also in einem Haus. Interessanterweise war es ein katholischer Priester, der mich angerufen und mir erklärte hatte, dass da in einem Haus ein Spuk vor sich gehe, den er mit bestem Willen und Wissen nicht beenden könne. Vielleicht würde ich ihn ja mit der Art, wie ich arbeite, auflösen können?

Ich verabredete mich mit ihm und fuhr zu einem alten Bauernhaus in der Bergwelt der Schweiz. Dort wurde ich das erste Mal mit einer sehr starken Seele konfrontiert, die anwesend war und diesen Ort nicht verlassen wollte. Sie attackierte die Tochter der Familie massiv. Diese war etwa fünfzehn Jahre alt und konnte die Seele offenbar immer wieder wahrnehmen, ja sogar auch Schatten sehen. Ich erinnere mich noch sehr gut an diesen ersten Fall.

Zu Beginn habe ich auf meine Intuition und Hellsichtigkeit vertraut – im Laufe der Jahre kam viel Erfahrung und Wissen hinzu.

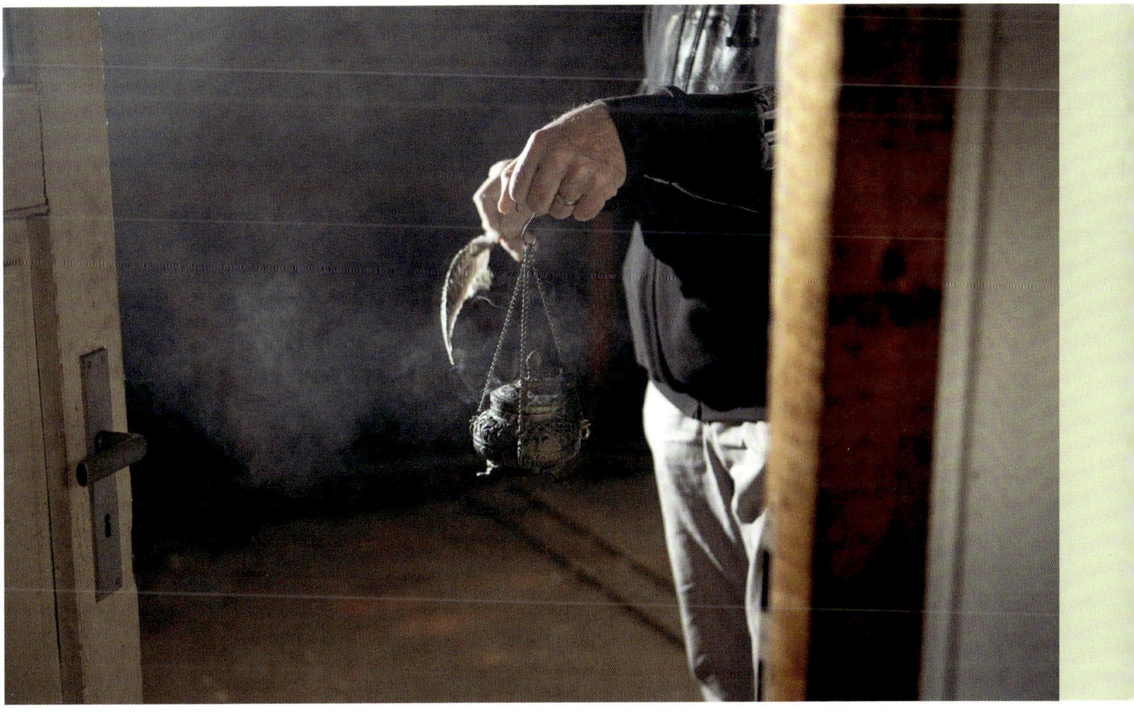

Ich stand das erste Mal vor einer Aufgabe dieser Art, zusammen mit dieser Familie. Einen Moment lang zweifelte ich daran, dass ich der Richtige dafür war, dass ich diese Aufgabe wirklich lösen konnte. Dann erfuhr ich aber eindeutig aus meinem Innern, dass ich das fertigbringen konnte. Da begann ich ganz selbstverständlich mit der Ausräucherung. Eine besondere Erfahrung dort war, dass alle mitansehen konnten, wie diese Seele trotz absoluter Windstille mitsamt dem Vorhang zum Fenster hinaus entwich. Der Vorhang wurde einfach mit hinausgeweht, obwohl keiner in diesem geschlossenen Raum irgendeinen Windstoß spüren konnte.

Es hatte alle sehr beeindruckt zu sehen, wie diese Energie zum Fenster hinaus ging. Ich konnte der Familie danach erklären, dass es sich um eine Frau gehandelt hatte. Meinen Beschreibungen entsprechend war bald klar, dass es die Großmutter dieses Mädchens gewesen war. Der Priester hatte gemischte Gefühle. Er war sehr zwiegespalten: Einerseits war das, was geschehen war, für ihn Magie, die er nicht kannte, anderseits war er sehr froh und dankbar, dass ich dieser Familie helfen konnte. Von dem Tag an hatte das Mädchen nämlich keine Erscheinungen mehr. Sie fühlte keine fremde Energie mehr und konnte diesen Raum bedenkenlos nutzen und endlich auch wieder ruhig und gut schlafen. Der Priester dankte mir zwar anschließend vielmals, aber ich konnte ganz genau spüren, dass er doch irgendwie staunte, dass man so etwas vollbringen konnte, ohne ein geweihter Priester zu sein. Dass man hier offenbar mit ganz anderen Kräften arbeiten musste, als er dachte. Diese Skepsis war bei der Verabschiedung deutlich spürbar. Er war zwar froh, etwas erreicht zu haben, konnte diese Magie aber zu seinem Bedauern nicht selbst durchführen.

» GEBUNDENE SEELEN LÖSEN

Schon beim nächsten Einsatz, er war bei einer mit mir verwandten Familie, konnte ich meine erste Erfahrung gut gebrauchen. Ich erkannte dort, dass ich unbedingt Ordnung in mein Wirken und in meine Werke bringen musste, um einen geordneten Ablauf zu ermöglichen. In den folgenden Räucherungen in verschiedenen Wohnungen und Häusern konzentrierte ich mich deshalb auf eine Standardisierung meiner Handlungen.

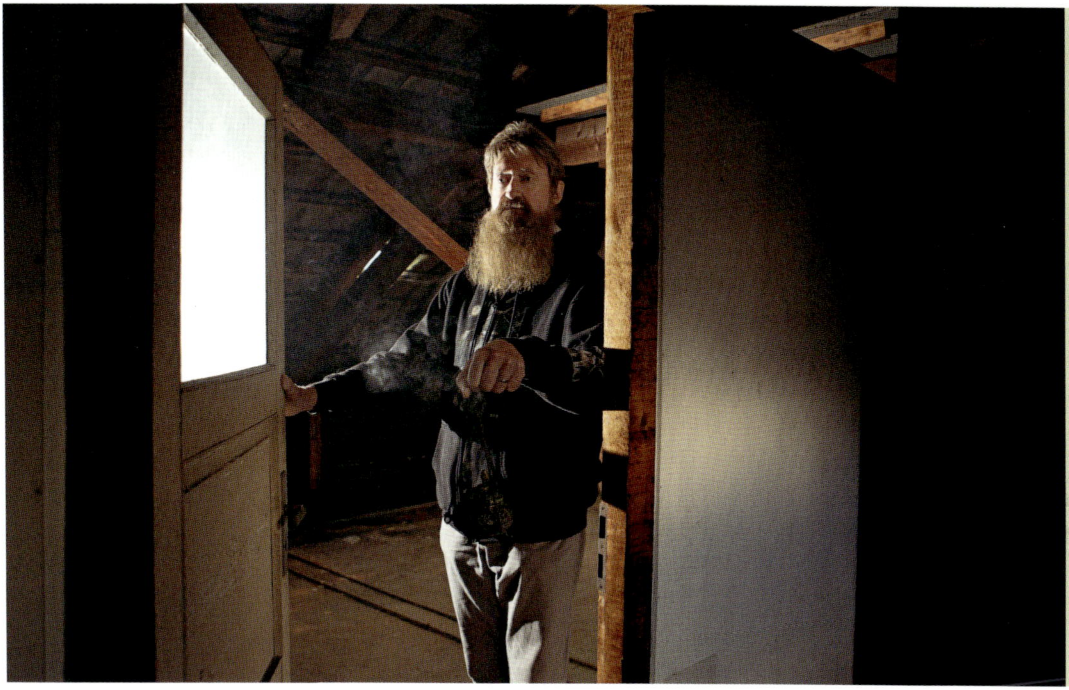

Wesentlich für den Erfolg einer jeden Räucherung ist ein feststehendes Ritual – egal, um welche Energien es sich handelt.

Ich erkannte bald, dass die Magie, also das Resultat meiner Handlung, immer wieder eine andere war, je nachdem, welche Variation ich gezielt wählte. Gewisse Dinge galt es stets zu beachten, z.B., dass man eine Räucherung in einem Haus immer unten im Keller beginnt und sich nach oben arbeitet, weil mit der steigenden Energie auch das beste Resultat zu erreichen ist und Seelen so am ehesten aufzuspüren sind. Im Laufe der Zeit habe ich die ganzen Wesenheiten in ihren Eigenarten erkennen dürfen, was zu Beginn sehr schwierig war, da sich nicht jede Seele so einfach ablösen, oder deutlicher formuliert, vertreiben ließ.

Oft war es ein echtes Vertreiben, weil die Seelen eine feste Verbindung mit dem jeweiligen Objekt hatten, entweder mit dem Haus, der Wohnung oder dem Platz, auf dem das Gebäude stand. Oft können sich diese Wesenheiten nur sehr schwer von einem Ort trennen und ablösen. Die materielle Welt spielt hier eine gewaltige Rolle: Es braucht einen ganz klaren Willen, eine manifeste Handlung, damit man der Seele deutlich machen kann, dass sie hier an diesem Ort, an diesem Platz, diesem Raum, nicht mehr erwünscht ist. Oft habe ich wiederum festgestellt, dass Seelen geradezu darauf warten, dass man ihnen dabei hilft, ihren eigenen Weg zu gehen und sich endlich von dieser Materie zu lösen. Der Widerstand, den ich anfangs bei meinem zweiten Fall erlebte, war grö-

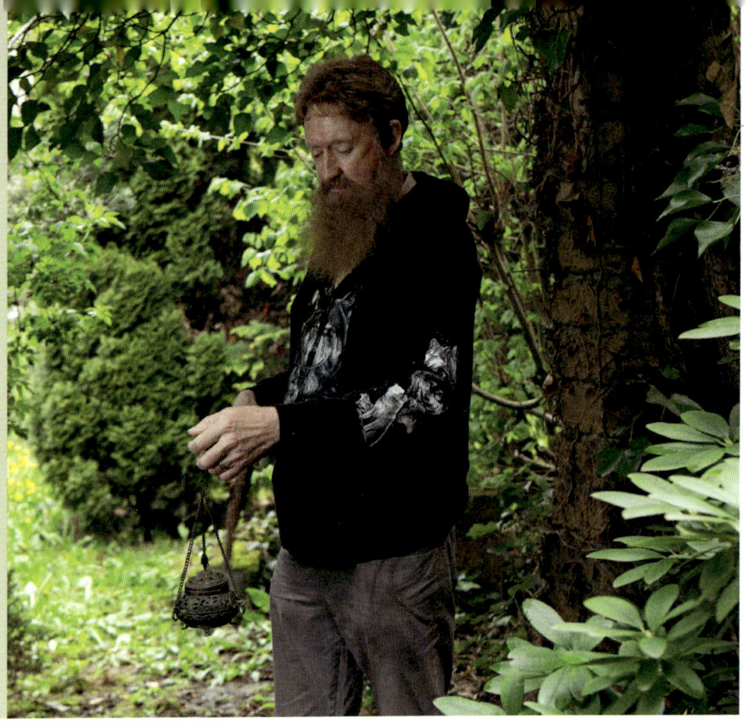

Körperlose Seelen bringe ich in vielen Fällen mit einem magischen Geleit nach draußen und dort auf ihren richtigen Weg.

ßer, als er heute ist. Damals kannte ich die Magie des richtigen Handelns noch nicht ausreichend. Meine eigene Methode entwickelte ich dann aber in kürzester Zeit. Durchzugreifen bei einer Räucherung, sie bis zum letzten Schritt erfolgreich auszuführen, war bald meine persönliche Stärke.

Mein festgelegtes Ritual, die definierten Handlungen, waren sehr wichtig. Das Räuchern als ganzen Prozess, beginnend mit dem Anzünden der Kohle bis hin zur Versiegelung der Wohnung als zusammenhängenden, wesentlichen Akt zu begreifen, war für mich essenziell. Dass man auch nicht einfach mit irgendeinem Produkt räuchern kann, sondern je nachdem, welche Energien vorhanden waren, auch verschiedene Räuchermischungen brauchte, war ein ebenso wichtiger Erkenntnisprozess.

Also probierte ich das eine oder andere, stellte Mischungen zusammen und habe schlussendlich meine eigenen, auf meine Arbeit abgestimmten Mischungen kreiert. Im Laufe der Zeit verbesserte und verfeinerte ich sie und konnte den vorhandenen Energien angemessen entgegenwirken. Ab und zu gibt es Objekte, in denen verschiedene Mischungen zum Einsatz kommen, weil diverse Räume stärker belastet sind als andere. Zum Beispiel muss man im Keller meist keine großen Räucherungen durchführen, während in den Wohnräumen eine viel stärkere Behandlung notwendig ist.

So konnte ich im Lauf der Zeit meine magischen Handlungen ausbauen. Ich erkannte immer besser, was wirkte, was nicht wirkte, wie es wirkte und warum es wirkte. Und ich lernte die ganzen zugehörigen Rituale kennen. Auch diese passte ich ständig an und baute sie aus. Ich beobachtete den bei der Räucherung entstehenden Nebel beispielsweise genau. Die Zeichen des Rauches lernte ich so laufend besser zu deuten.

Bei der praktischen Arbeit habe ich auch gelernt, dass man Seelen nicht einfach verbannen kann. Ihr zum Teil sehr großer Widerstand muss behutsam und bedachtsam behandelt werden. Deshalb darf ich auch keine physisch anwesenden Menschen als Begleiter neben mir haben. Seelen können nämlich zum Angriff übergehen. Das heißt konkret, dass sie aus Angst vor der unbekannten Welt, in die sie wechseln sollen, auf diese Menschen »überspringen« und haften bleiben. Durch diese »Anhaftung« können sie dann weiter an dem Ort bleiben.

Ich achte deshalb darauf, dass alle Menschen die Räume verlassen, damit die Objekte frei sind und ich dort ungehindert arbeiten kann. Dann ist gewährleistet, dass die anwesenden Seelen an dem Ort auch wirklich abgelöst werden können. Es gibt viele geschlossene Räume ohne Fenster, aus denen Seelen nicht so einfach entweichen können. Dort gilt es dann eine Seele zu »binden«: Ich nehme diese Energie an mich und löse sie im Freien auf. Weil das Ganze auch symbolisch sehr wichtig ist – ein geschlossener Raum ist auch energetisch geschlossen – muss erstmal zwingend die Energie aufgemischt werden. Erst danach werden Seelen von mir gebunden. Ich gebe ihnen ein magisches Geleit, lasse sie außerhalb des Raumes wieder los, entbinde sie von mir und übergebe sie in den allermeisten Fällen den Wesenheiten, zum Beispiel Engelwesen, die diesen Menschen schon zu Lebzeiten begleiteten. In dem Zusammenhang möchte ich den Lesern bewusst machen, dass fensterlose Räume generell fürs Wohnen oder Arbeiten absolut ungeeignet sind.

Und so kann die Seele dann ihren weiteren Weg mittels dieser Führung gehen, immer ihrem freien Willen entsprechend. Das ist mir sehr wichtig. Der freie Wille einer Geistseele ist genauso wichtig wie der freie Wille eines hier lebenden, noch in der Materie gebundenen Menschen. Ich erläutere dem Geistwesen jedoch, dass es jetzt an diesem Ort, an diesem Platz, in diesem Objekt, nicht mehr sein darf – trotz seines freien Willens, der hier seine Grenzen hat. Ich erkläre ihm mittels telepathischer Gedankensprache, dass dies hier nicht mehr seine Welt ist, denn diese Welt gehört ganz klar und eindeutig den hier körperlich anwesenden Lebewesen. Die physisch körperlosen Lebewesen sollen die ihnen vorbehaltene Welt aufsuchen. Sie müssen begreifen, dass sie ihren Platz jetzt an einem anderen Ort aufsuchen und finden müssen. Und das mit Unterstützung der in der Zwischenwelt anwesenden Helfern auch können.

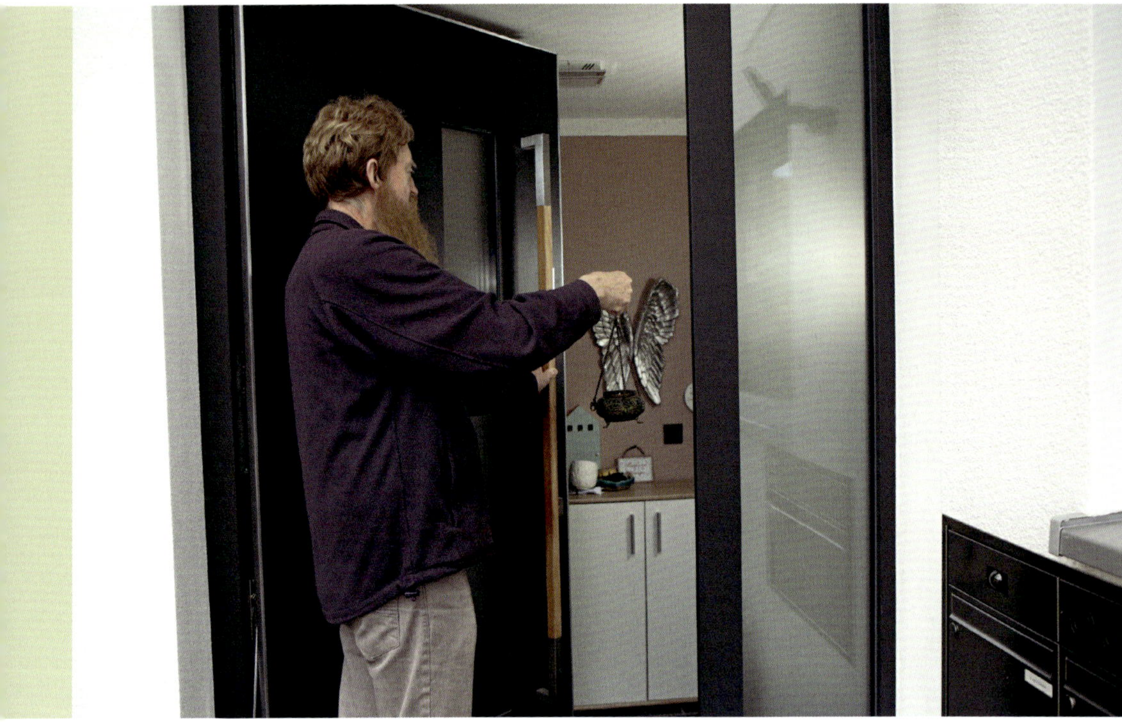

Oft ist auf den ersten Blick zu erkennen, wie sehr Angehörige noch an ihren verstorbenen Familienmitgliedern hängen.

» VERSTORBENE LOSLASSEN

Durch Bilder, Andenken und persönliche Gegenstände von Verstorbenen können Bindungen zu verstorbenen Angehörigen aufrechterhalten werden. Deswegen bekomme ich immer wieder Aufträge, in denen mich die noch lebenden Angehörigen einer verstorbenen Person um Hilfe und Unterstützung bitten. Schon beim Betreten der Wohnung oder eines Raumes sehe ich dann eine körperlose Seele vor mir. Auffallend ist hier, dass garantiert auch in der Nähe dieses Geistwesens ein Bild oder ein Gegenstand, der mit dieser Person zu Lebzeiten in Verbindung stand, steht, liegt oder hängt.

In einem solchen Fall ist für mich leicht zu erkennen, dass die hier lebenden Menschen diese verstorbene Person noch längst nicht haben gehen lassen – oder: Die verstorbene Person fühlt sich selbst noch gebunden. Sie oder er glaubt, in dieser Wohnung noch Aufgaben übernehmen und für die hier Lebenden sorgen zu müssen. Mit dem Betrachten einer Person, die auf dem Bild zu sehen ist, wird unweigerlich jedes Mal ein »Verbindungskanal« geschaffen.

Es gibt verschiedene Formen, wie diese Seelen Kontakt mit der diesseitigen Welt herstellen. Seit vielen Jahren kann ich immer wieder feststellen, und bekomme laufend Bestätigungen dafür, dass die Seelen Verstorbener über ein Abbild ihres einstigen Körpers, wie erwähnt, eine Art Kanal aufbauen und über diesen festgehalten werden. Wenn an den Wänden ihres ehemaligen Zuhauses ein Bildnis von ihrem einstigen Körper hängt, können sie dieses als Energiekanal benutzen und so ganz leicht zu den in der Wohnung lebenden Menschen Kontakt aufbauen. Sie nehmen dann unweigerlich auch auf das Geschehen oder einzelne Menschen direkt Einfluss. Die Zurückgebliebenen können aber auch selbst immer wieder aktiv Kanäle öffnen, indem sie ein Bild betrachten und an die verstorbene Person denken.

So konnte ich in einem Fall beim Eintreten in die Wohnung eine Frau sehen, die in der Diele auf einem Stuhl saß. Sie war überall in dieser Wohnung auf Fotos präsent und ihr Mann sagte, er habe seine Frau sehr lange gepflegt und könne sie jetzt nicht einfach so gehen lassen. Er brauche diese Bilder, diese Erinnerungen an die gemeinsamen Tage. Er erzählte auch davon, wie er immer wieder in seinen Träumen plötzlich seine Frau sah, ja dass er sogar manchmal hellwach war und sie in diesem Moment vor ihm stand. Er glaubte, sein Geist spiele ihm einen Streich. Es hatte mich größte Mühe gekostet ihm klar zu machen, dass er seine Frau jetzt wirklich gehen lassen sollte. Ich musste ihm erklären, dass er mit dieser Haltung seiner geliebten Frau einen Bärendienst erweisen würde. Und nach langem Gespräch erkannte er schließlich, dass er seine Frau mit seinem Benehmen an die irdische Welt der Materie band. Diese Verbindung zur materiellen Ebene musste jetzt aufgelöst und die gegenseitige Bindung beendet werden. Als sie jedoch in weiteren Erscheinungen deutlich wahrnehmbar zu ihm sprach, da verstand er gar nichts mehr und rief mich erneut an.

Die Botschaft, die seine Frau ihm gab, erzählte er mir bei einem gemeinsamen Kaffee. Sie hatte ihm mitgeteilt, dass sie sich in einer wun-

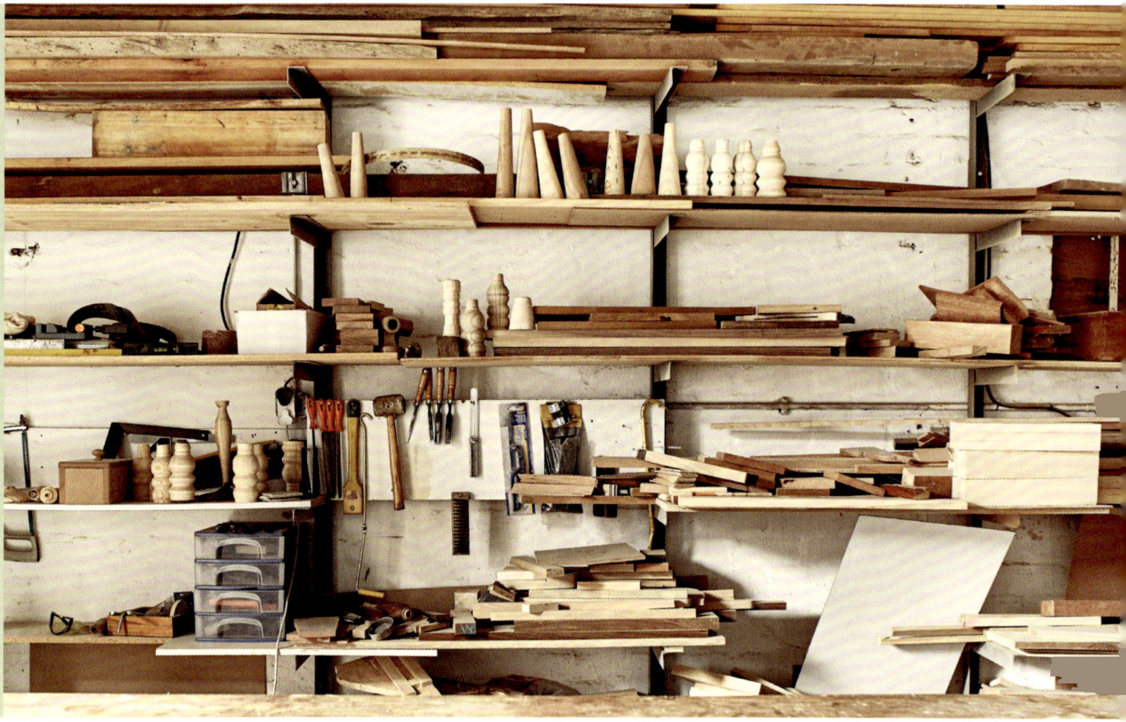

Nach dem Tod geliebter Menschen ist es eine große Hilfe für ihren neuen Weg, wenn ihre irdischen Verbindungen – an Orte wie Ereignisse – gelöst werden.

derschönen Welt aufhalte, in der alles lichtvoll sei, und er dürfe sie jetzt wirklich ganz getrost ihren Weg gehen lassen.

Er begriff – wenn auch mit einem inneren Sträuben –, dass er jetzt die Fotos, die überall hingen, wegräumen musste und sie ab sofort in einem Fach im Schrank aufbewahren und nicht mehr aufstellen sollte. Das wohl Seltsamste für mich war, dass die Handtasche seiner Frau, die mittlerweile seit sechs Jahre verstorben war, immer noch auf einem Stuhl neben der Eingangstüre lag, griffbereit, als ob seine Frau jederzeit wiederkommen und mit ihr die Wohnung verlassen könnte. Bindungen dieser Art habe ich all die Jahre an ganz unterschiedlichen Orten immer und immer wieder erfahren. In einem anderen Fall wurde eine Frau ständig von ihrem Schwiegervater im Büro bei ihrer Arbeit beobachtet, auf eine sehr unangenehme Art und Weise. Die Ursache war eine ganz einfache: Ein großes Portrait von ihm hing über dem Schreibtisch, und so war er tatsächlich immer noch präsent.

Viele Menschen berichteten mir wiederum, dass nach dem Wegräumen der Fotos oder Bilder eine besondere, sich eigen anfühlende Ruhe eintrat, und die Verbindung zu dem körperlosen, aus dieser Welt geschiedenen Menschen deutlich wahrnehmbar schwächer wurde. Ich sage den Menschen oft: Man muss nicht zwingend Fotos der Verstorbenen aufhängen, man hat diese Menschen doch im Herzen und in guter Erinnerung. Telepathisch kann man ohne Probleme weiterhin Kontakt pflegen, aber eben nicht über ein irdisches Bildnis, denn der Körper existiert materiell (oft schon lange) nicht mehr. Und der »Verstorbene« soll die freie Wahl haben, einen Kontakt zu dieser Erde endgültig aufzulösen.

WENN MENSCHEN DEN FREITOD WÄHLEN

Extreme Situationen erlebe ich immer wieder in Räumen, in denen ein Mensch Suizid begangen hat. Diese Energie ist so stark wahrnehmbar, dass ich »sehen« kann, durch welche Art dieser Mensch seinen Körper zerstört hat. Ich werde oft in Gebäude gerufen, in welchen Menschen ihren Körper durch Suizid getötet haben. In diesen Räumen ist eine besondere Art der Arbeit nötig, weil ich den Verstorbenen erst einmal – und das sind tatsächlich die Normalfälle – deutlich machen muss, dass sie jetzt eben nicht »tot« sind und sie durch ihre vorsätzliche Handlung ihr Problem in keiner Weise gelöst haben.

Meist erkennen Menschen, die Suizid begehen sofort nach der Tat, dass sie immer noch existieren. Über ein telepathisches Gespräch kann ich ihnen dann erklären, dass sie immer noch weiterleben, aber sich auf einer anderen Ebene, in einer Zwischenwelt befinden. Sie müssen somit eine ganz neue Erfahrung machen, müssen eine andere Welt betreten. Oft bleiben diese Menschen interessanterweise an bestimmten materiellen Gegenständen »hängen«. Das heißt, sie haben zu einem Möbelstück, ihrem Auto, ihrem Wohnort, ihrem Haus oder ihrer Werkstatt einen ganz besonderen Bezug. Und so treffe ich zum Beispiel in kleinen Werkstätten, in denen seit dem Tod des Besitzers nichts mehr verändert wurde, immer wieder Seelen an. Diese sind fröhlich und frei am Werkeln, am Weiterarbeiten, als ob sie immer noch physisch, körperlich hier auf der Erde wären.

Deshalb ist es sehr wichtig, dass man nach dem körperlichen Tod eines Menschen die Umgebung umgehend verändert. Zum Beispiel, in dem eine Werkstatt aufgeräumt wird. So kann die Seele erkennen, dass hier nicht mehr ihr Platz ist, dass sie diesseits keine Aufgabe mehr hat und nicht an diesen materiellen Dingen weiterarbeiten muss.

Dies gilt auch für Büroräume, in denen ich ähnliche Erfahrungen sammeln konnte. In ihrem Pflichtbewusstsein kommen Verstorbene nach wie vor jeden Tag ins Büro, um ihre Arbeit fortzuführen. Hier ist dieselbe Ursache zu erkennen: Der Büroraum und der Arbeitsplatz wurden nach dem körperlichen Tod des Mitarbeiters nicht verändert, deshalb kehrt er an »seinen« Arbeitsplatz zurück. Der Raum wirkt dann geradezu wie eine Einladung.

Oft handelt es sich hierbei um Menschen, die eine gewisse Verantwortung gegenüber ihrer Arbeit oder Position empfunden haben und weiterhin empfinden, ein Pflichtbewusstsein, das weit über den irdischen Tod hinausgeht. Diese Personen fühlen sich dann tatsächlich weiterhin für etwas verantwortlich. Das, was sie vorher »waren«, bindet sie stark an die materielle Welt. Diese Bindung gilt es in meiner Arbeit und durch das Räuchern zu lösen.

» EIN KLEINKIND SPÜRT EINE GEISTSEELE

Während meiner Arbeit kam ich an viele Orte und wurde mit den verschiedensten Aufgaben konfrontiert. So habe ich auch viele Geschichten erlebt. Immer wieder waren es Erfahrungen, die je nach Objekt ganz unterschiedlich waren. Sie lassen sich insgesamt in drei Kategorien einteilen. Die erste Kategorie, die sogenannten »normalen« Fälle, sind die, in denen noch körperlose Wesen vorhanden sind. Bei der zweiten Kategorie sind Tiere miteinbezogen, die von diesen Seelen geplagt werden. Die dritte Kategorie beinhaltet Fälle, wo Spuk stattfindet und verschiedene Dinge geschehen, während die Bewohner anwesend sind. Eine Geschichte der dritten Kategorie prägte mich sehr. Ich konnte sie aber innerhalb kürzester Zeit auflösen.

Es ging um eine junge Familie mit einem Kleinkind, das offenbar durch eine Fremdenergie in seinem Schlaf sehr gestört wurde. Die Eltern versuchten alles Mögliche, aber das Kind schrie und schrie und war untröstlich. So rief mich die Mutter eines Tages voller Verzweiflung an, da auch mittlerweile ihre Beziehung auf dem Spiel stand. Ihr Mann war mit der Situation langsam überfordert und mit den Nerven am Ende, da er durch das Geschrei des Kindes die halbe Nacht wach war und in der Frühe völlig gerädert zur Arbeit gehen musste.

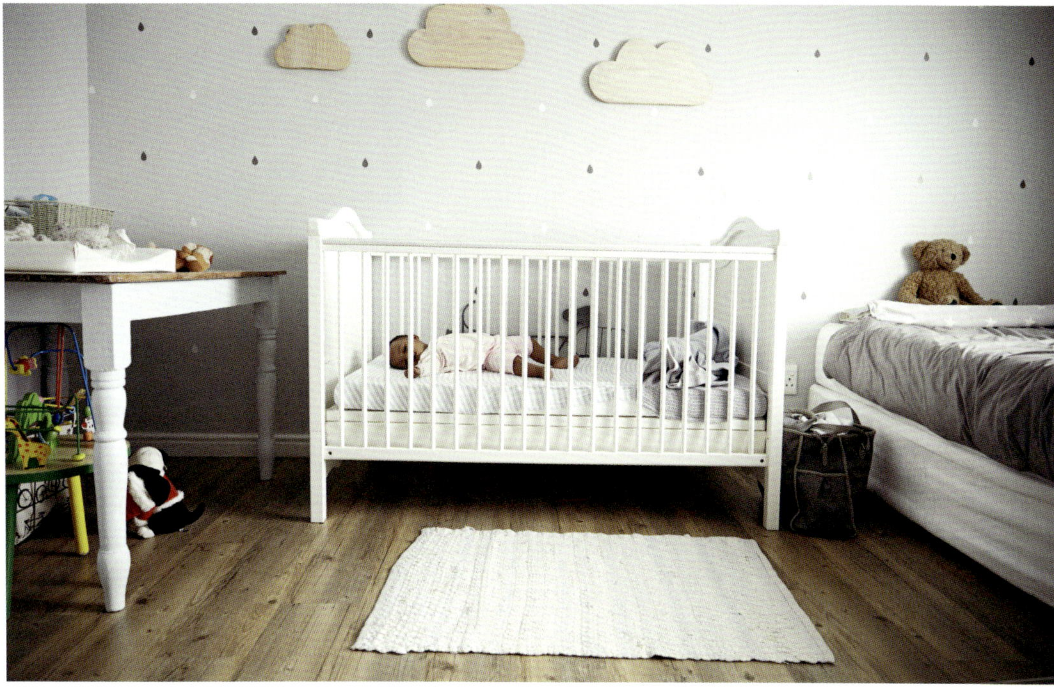

Ich ging in diese Wohnung und erlebte einen meiner einfachsten Fälle: In dieser Wohnung war eine ältere Frau anwesend, die offenbar hier gelebt und, wie ich dann auch feststellen konnte, ihren Körper hier verlassen hatte. Sie saß im Kinderzimmer auf einem Stuhl. Nachdem ich diese Frau dort ablösen konnte, war mit einem Schlag, also schon am nächsten Tag, das Problem behoben. Die Mutter rief mich voller Freude an und sagte mir: »Ich glaube es fast selber nicht, aber das Kind schläft jetzt ruhig und friedlich, für uns hat sich eine ganz neue Welt eröffnet. Herzlichen Dank für Ihre Arbeit.«

Vor allem Kinder, auch schon kleine Babys, sind sehr empfänglich für die Anwesenheit Verstorbener.

Solche einfachen Fälle sind in der Tat nicht die großen Herausforderungen. Sie sind aber natürlich ernst zu nehmen, da sie, wie man in diesem Beispiel erkennen kann, zu massiven Störungen und negativen Auswirkungen führen können. Kinder reagieren in der Regel immer auf solche Energien.

Leider werden meist Versuche unternommen, Kinder mit irgendwelchen Medikamenten oder Mitteln ruhig zu stellen oder zu »heilen«. Da werden viele Dinge unternommen, die dem Problem in keiner Art und Weise gerecht werden. Das Unwohlsein, das Spüren der Fremdenergie bleibt bestehen. Jede Abklärung bei Ärzten usw. bringt in so einem Fall gar nichts, weil damit nicht das eigentliche Problem, die eigentliche Ursache behandelt wird, die im Hintergrund dafür verantwortlich ist. Daraus entsteht dann oft ein psychischer Fall, also eine »Verschlimmbesserung«.

Kinder beachten Seelen in besonderer Weise, da ihr »Kanal« in die Anderswelt noch offenliegt. Deswegen werde ich in vielen Fällen wegen der Kinder um Hilfe gebeten. Die erwachsenen Menschen richten ihr Denken vollauf in eine in sich geschlossene, materielle Welt aus. Und die einfachste Erklärung für sie ist dann: »Ich bilde mir das wohl ein«! Dies wird von Neurologen sehr oft vorgegeben.

Kinder sehen und erkennen die Geistwesen ganz anders. Sind sie schon älter und können sprechen, erlebe ich immer wieder äußerst interessante Geschichten, in denen die Kinder sogar einen Namen nennen, das Geistwesen also identifizieren können. Da steht dann plötzlich – für die Kinder klar zu erkennen – die Oma im Raum. Sie erklären dann, dass die Großmutter da war, ja, sogar jeden Abend kommt, sie aber keine Angst haben, weil sie die Oma ja kennen. Andere Kinder reagieren mit Ängsten, wollen nicht mehr in dem betroffenen Raum sein. Darauf reagieren Mutter und Vater meist mit Unverständnis und können das Ganze nicht verstehen.

Nimmt man sie nicht ernst, reagieren sie häufig sehr ungehalten. Ich aus meiner Perspektive kann das auch verstehen und muss den Eltern das nachdrücklich erklären. Erst wenn die unangenehmen Wesen wieder weg sind, können die Kinder in Ruhe schlafen oder spielen wieder gerne in ihrem Zimmer. In diesen Fällen führt meine Räucherarbeit vollauf zu positiven Ergebnissen. Dies zu erkennen ist für die Eltern von Kleinkindern oft sehr schwer, denn sie denken nicht in erster Linie an solche Dinge. Typischerweise kommen sie immer erst zu mir, wenn sie schon sehr vieles ausprobiert und versucht haben und einfach keine Besserung eingetreten ist.

Manchmal nehmen Kinder aber auch fremde Wesen wahr, die sie nicht identifizieren können, die sie aber als »schlecht« oder zumindest nicht wirklich »gut« empfinden. Diese Wesen lehnen sie dann energetisch ab, wollen wegen ihnen nicht mehr in ihrem Zimmer bleiben oder in einem Raum, in dem sie sich normalerweise gerne aufhalten. Diese Erscheinungen kommen viel öfter vor, als man denken mag. Auch wenn Kinder offen darüber sprechen, sind die Eltern häufig nicht bereit, darauf einzugehen. Sie erklären sich die Ängste ihrer Kinder lieber mit einer sprudelnden Fantasie, die das Kind offensichtlich auslebt. Das Fatale dabei ist: Und viele Kinder schweigen danach, was dann zu bleibenden Ängsten führen kann.

» DIE BEGEBENHEIT MIT DER DUNKLEN FRAU

In einer Wohnung, in die mich ein Vater zweier Töchter – vierzehn und zwölf Jahre alt – gerufen hatte, nahm ich umgehend ein Wesen wahr, konnte es aber zuerst nicht lokalisieren. Die Wohnung bestand aus zwei Stockwerken. Es waren sozusagen zwei Wohnungen, die übereinander lagen und miteinander verbunden waren.

Ich spürte schon im unteren Geschoss die starke Energie einer weiblichen Person. Nachdem ich den unteren Teil bearbeitet hatte, stieg ich langsam die Treppe in den oberen Teil hinauf. Schon im Korridor begeg-

Manche Wesenheiten halten sich immer im selben Raum auf und »besetzen« ihn.

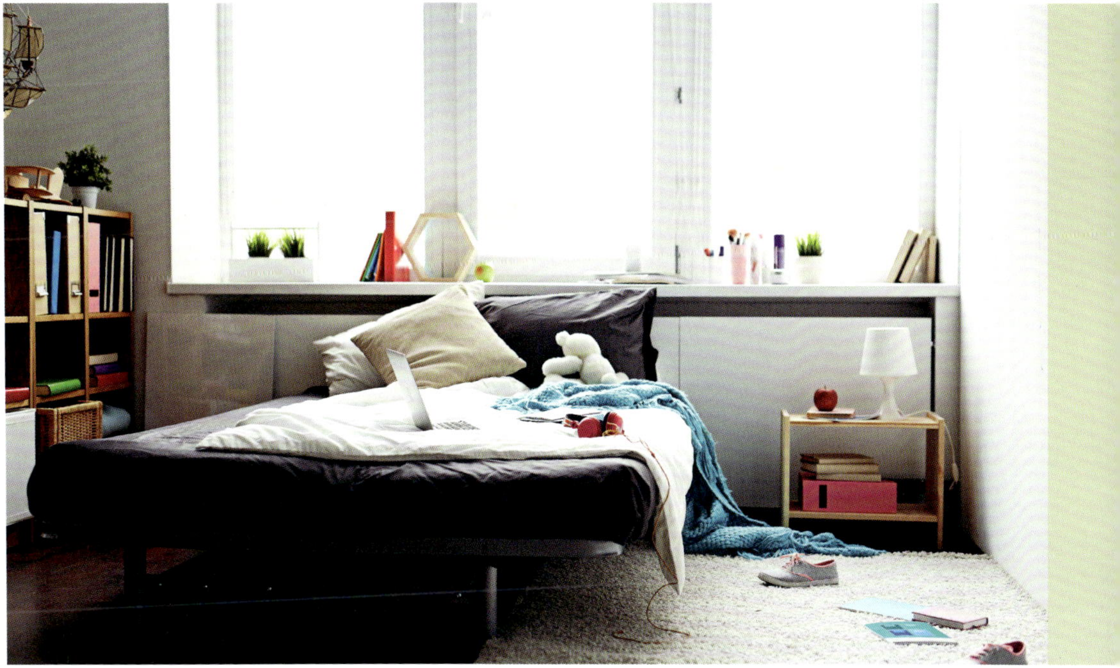

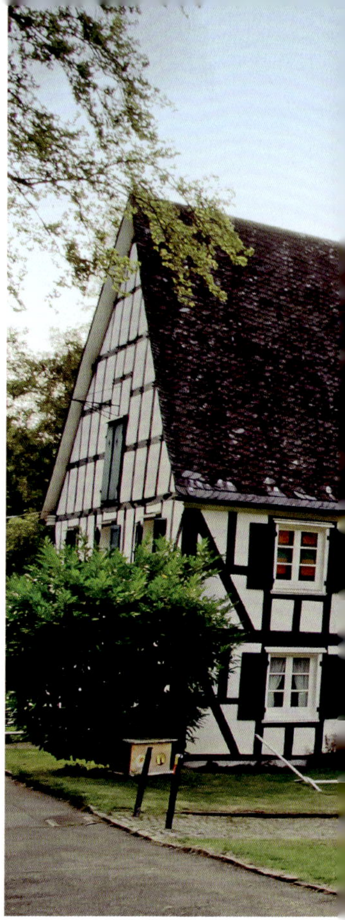

nete mir eine dunkle Frau mit schwarzen Haaren, seltsam gekleidet und mit südamerikanischem Aussehen. Sie verschwand sofort in einem der Zimmer. Als ich dort eintrat, saß sie auf dem Bett. Das Zimmer gehörte der älteren Tochter.

Ich musste intensiv daran arbeiten, um diese Person endlich aus dem Zimmer zu entfernen. Da ich es in diesem speziellen Fall mit einer fremdländischen Seele zu tun hatte, fragte ich sie spontan, woher sie denn komme. Sie erzählte mir, dass sie ursprünglich in Kuba gelebt hätte, hier aber noch Verwandte habe und deswegen auf der Suche nach diesen Leuten sei. Offenbar wohnten diese irgendwo in dieser Gegend.

Ich erklärte ihr ganz offen, dass sie als physisch Körperlose in eine andere Welt wechseln dürfe und nicht mehr hier in der irdischen Welt sein sollte. Schlussendlich schritt sie dann ihrem Weg folgend hinaus in den dunklen Nachthimmel. Langsam ging ich zurück ins Wohnzimmer, in dem die Familie zusammensaß. Sie erwarteten mich schon alle sehr gespannt. Ich erklärte ihnen, welche Person ich oben angetroffen hatte und beschrieb ihr Äußeres kurz.

Die ältere Tochter bestätigte mir voll und ganz das Aussehen der Frau und sagte mir, dass genau diese Person immer wieder zu ihr gekommen sei und mit ihr unbedingt Kontakt haben wollte. Sie selbst wollte das aber nicht. Genau das sagte sie der unbekannten Frau auch und bat sie immer wieder, von hier wegzugehen. Das Mädchen hatte dabei immer eine fürchterliche Angst. Schlussendlich blieb sie wegen des nächtlichen Besuchs nicht mehr in ihrem Zimmer, sondern schlief im Nebenzimmer bei ihrer Schwester.

Interessanterweise blieb diese Wesenheit immer im selben Zimmer, abends oder in den frühen Morgenstunden ging sie jedoch rastlos auf dem Korridor umher. Das ältere Mädchen durfte anschließend mit mir

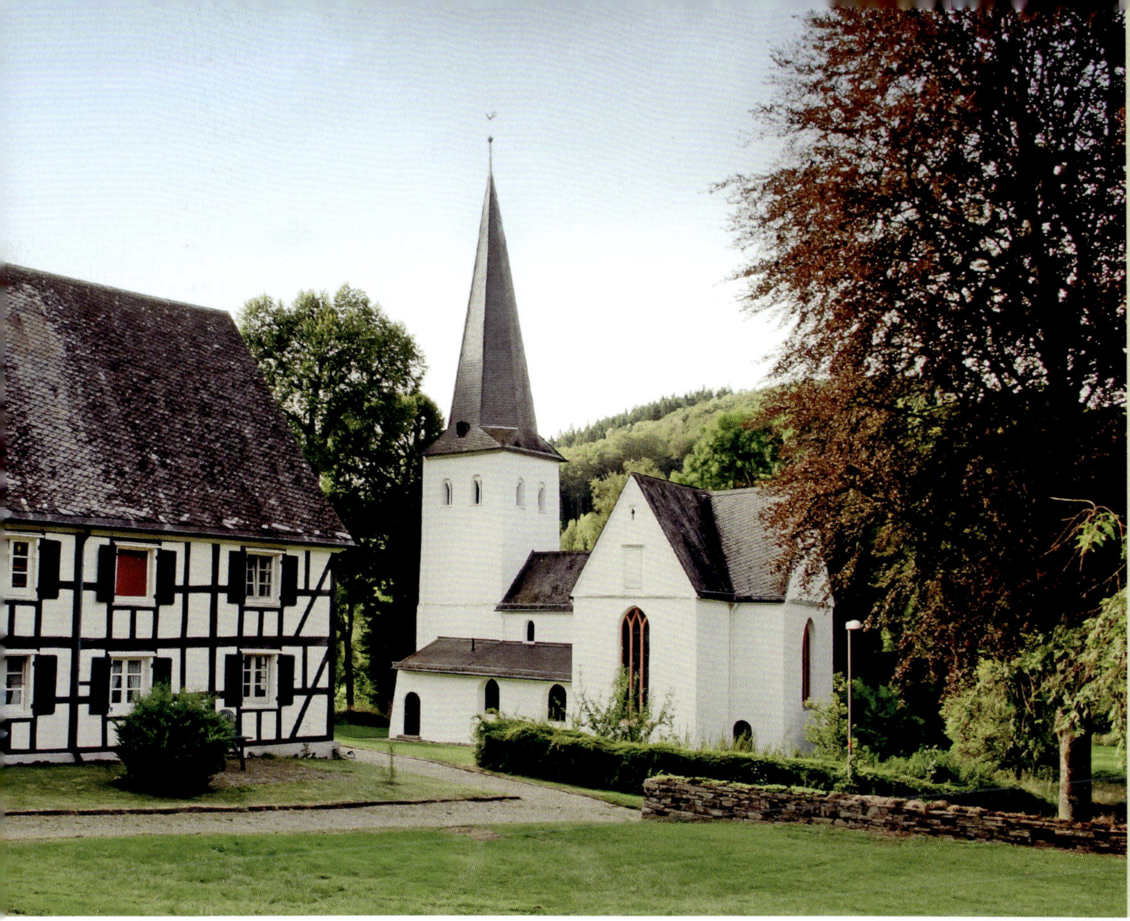

in ihr Zimmer gehen und spürte dort durch ihre eigene Hellsichtigkeit sofort, dass die Energie wirklich weg war. Hier hielt sich niemand mehr auf. Und sie war äußerst glücklich, dass sie ihr Zimmer wieder für sich alleine hatte.

Alte Pfarrhäuser gehören zu den Gebäuden, zu denen ich oft gerufen werde, weil sie besonders aufgeladen sind durch ihre lange Historie.

DER ALTE PFARRER IM PFARRHAUS

Ich wurde einmal von einer Familie gerufen, die eine störende Energie in ihrem Haus wahrnahm. Sowohl die Erwachsenen als auch die Kinder spürten sie. Eines der Kinder konnte die Energie auch klar als männliche Person erkennen, die immer wieder durch die Räume schritt.

Als ich dort ankam, war für mich interessant festzustellen, dass es ein Gebäude war, in dem früher viele Menschen ein- und ausgingen. Die Frau bestätigte mir, dass es ein altes Pfarrhaus war und auch eine kleine Kapelle und eine Sakristei dazugehörten. Ich musste nicht lange suchen, um auf einen Mann zu stoßen, der diese Räume offensichtlich immer noch bewohnen wollte und immer noch als sein Refugium betrachtete. Ich musste viel Energie aufwenden, um dieser Seele klar zu machen, dass sie hier, auf dieser weltlichen, materiellen Ebene ihre Aufgabe nun wirklich erfüllt hatte und in eine andere Ebene übertreten sollte. Die Räume musste ich von all den früheren Energien reinigen, die in früherer Zeit hierher gebracht wurden. Man konnte deutlich spüren, dass in diesen Räumen Beichten und Bußen ausgesprochen, viele Gebete rezitiert und Messen gelesen wurden.

Nach der Reinigung passierte etwas ganz Besonderes. Die Frau schrieb mir zwei Monate später einen Brief, dankte noch einmal herzlich für meine Arbeit und bestätigte mir, dass jetzt absolut Ruhe sei in ihrem Haus. Außerdem habe sich noch etwas ganz anderes, Positives entwickelt: Die ganzen Zänkereien und Disharmonien zwischen ihrem Mann und ihr hätten sich plötzlich aufgelöst, und sie würden wieder eine richtig schöne Partnerschaft führen. Innerhalb kürzester Zeit sei Harmonie eingekehrt und man könne wieder wie zuvor miteinander sprechen. Man hätte sich gegenseitig wiedergefunden.

Das ist eine sehr schöne Geschichte, die mich natürlich überaus freute. Auf diese Weise kann das Räuchern weitreichende Effekte haben und im gesamten Umfeld der Betroffenen Wirkung zeigen.

» HARTNÄCKIGES SEELENWESEN IM BAUERNHAUS

Ich kam an einem frühen Morgen zu einem Bauernhaus, das zu einem einfachen Wohnhaus umfunktioniert wurde. Die Bewohnerin begrüßte mich mit großer Freude, da sie schon lange auf mich gewartet hatte. Sie erzählt mir, dass in ihrem Haus mindestens ein Wesen sei, dass sie sehr massiv belästige und dass sie auch schon seinen Schatten wahrgenommen habe.

Es war ein kleines, schmuckes, altes Bauernhaus, mitten in einem kleinen Weiler mit großem Obstgarten. Ich habe schon sehr viele Dinge erlebt, aber das, was ich dieses Mal wahrnahm, war etwas ganz besonders Interessantes – eine Begebenheit, die ich so noch nie erlebt hatte.

Das Räuchern begann ich unten im Keller und spürte sofort, dass hier fremde Energien waren, dass hier mindestens ein ganz starkes Wesen

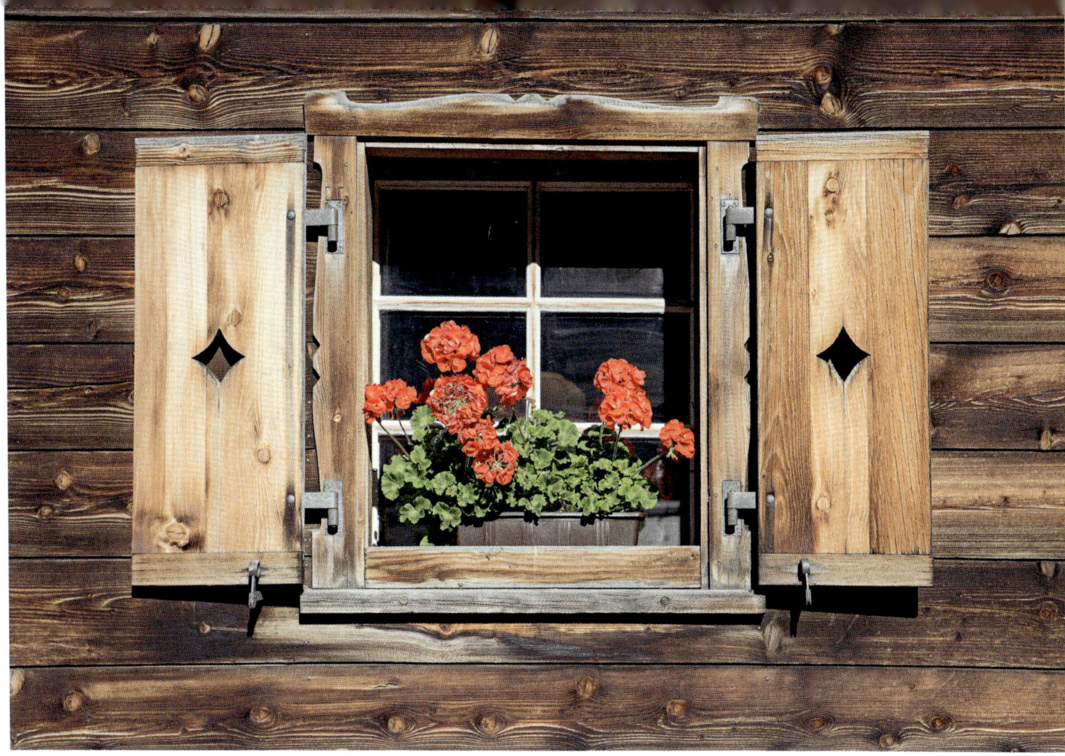

präsent war, das sich irgendwo versteckte. Bald stieß ich auf eine etwa 80-jährige Frau, die in einem der hinteren Räume des Kellers durch die Wand entfloh, sodass ich sie nicht mehr sehen konnte. Aber ich wusste aus meinen Erfahrungen, dass ich sie irgendwo im Haus sicher wieder antreffen würde. So setzte ich meine Arbeit fort.

Geistwesen können ohne Weiteres durch Wände, geschlossene Fenster und Türen hindurchgleiten – was zu überraschenden Begegnungen führen kann.

Im Erdgeschoss waren sehr viele Energien erkennbar, die ich auflösen musste. Energien, die in den Räumen sehr verdichtet vorhanden waren. Zum Teil war es richtig unwohnlich in diesen Räumen, und ich dachte mir dabei: Es ist höchste Zeit, dass man hier einmal ein bisschen aufräumt, Ordnung schafft, auf mentaler und geistiger Ebene. Es kostete mich viel Arbeit, um auch diese Räume langsam heller werden zu lassen, sie so zu gestalten, dass man wieder das Gefühl hatte, hier frei atmen zu können.

Im ersten Stock spürte ich die ältere Frau wieder, aber ich konnte sie in diesem Moment nirgends sehen, und so ging ich von Raum zu Raum und schaute vorne auf der Seite des Obstgartens zum Fenster raus. Und hier sah ich etwas, was ich vorher noch nie gesehen hatte. Die Frau war außerhalb des Hauses und schaute durch das Fenster zu mir herein. Das war eine ganz neue Erfahrung, dass jemand vor dem Fenster stand, in dem Fall schwebte, und durch das Fenster in das Innere schaute. Sie war so klar und deutlich erkennbar, dass ich sogar mit meinem Handy ein

Foto von ihr aufnehmen konnte. Ich arbeitete weiter in diesem Haus, bis zum Estrich. Dabei fand ich zwar keine weiteren Wesen mehr, dafür allerdings eine dichte Energie, die in allen Räumen spürbar vorhanden und deswegen unbedingt aufzuarbeiten war.

Nun wusste ich, dass ich dringend in den Garten gehen musste. Ich fand die Frau auch dort draußen. Nicht mehr vor dem Fenster, sondern bei den Bäumen, wo ich sie schließlich ablösen konnte.

» BEGEGNUNG MIT EINEM WEIBLICHEN GEISTWESEN

In einem anderen, alten Bauernhaus, in das ich gerufen wurde, hatte ich eine weitere besondere Begegnung. Unten im Keller, wo ich wie immer mit dem Räuchern begann, gab es überall riesige, dichte Spinnweben. So musste ich erst einmal mit der Hand alle Spinnweben entfernen, um nicht diese dichten Netze im Gesicht, am Körper und am Kopf zu haben. Ich reinigte den Raum also erstmal äußerlich, ehe ich mit dem Weihrauch weitermachte und räucherte.

Die Bewohnerin des Hauses sagte mir im Übrigen später, dass sie schon lange nicht mehr in den Keller gegangen sei, weil sie sich dort sehr fürchtete und sich schon vor Jahren sehr unwohl gefühlt hatte. Interessant war für mich, dass ich in diesem Keller aber gar keine negativen Energien finden konnte. Ich hatte auch nicht den Eindruck, dass sich hier alte Seelen aufhielten. Hingegen war da unten sehr wohl zu erkennen, dass es ein sehr altes Gebäude war, das die ganze Energie all der Generationen, die in diesem Haus schon gelebt hatten, gespeichert hatte, und vieles davon war im Keller verdichtet.

In einem alten, feuchten Teil des Kellers entdeckte ich dann etliche Naturwesen, die dort wohnten. Ich denke, dass es diese Energie war, die die Hausbewohnerin nicht in den Keller steigen ließ. Dann kamen die oberen Räume und die mittlere Etage dran. Da war eigentlich soweit alles in Ordnung, abgesehen von den starken Energien der vielen Bewohner dieses Hauses.

Diese Energie war jedoch nicht auffallend, auch Wesenheiten konnte ich keine vorfinden. Aber natürlich war die Energie, die die Menschen dort aufgebaut hatten, wie üblich sehr verdichtet. In den unterschiedlichen Räumen konnte ich auch deutlich erkennen, was dort früher gestanden hatte und zu welchem Zweck diese Dinge wie beispielsweise Möbel benutzt wurden. In der dritten Etage traf ich schließlich das Geistwesen einer Frau an. Sie saß im Raum und schaute mich sehr böse an. Ich wusste sogleich, dass sie auf keinen Fall das Haus verlassen wollte und mir war klar, dass sie früher hier ihren Wohnsitz hatte.

Solche Situationen begegnen mir des Öfteren, doch hier war die kraftvolle Energie dieser weiblichen Seele besonders stark, so dass sie einfach sitzen blieb, auch als ich den Raum betrat und meine Arbeit fortsetzte. Ich kam ihr immer näher und ließ mich auf die Situation ein: dass sie entweder ging, sich also zurückzog, oder dass es zu einem Kontakt kommen würde. Auf zweiteres war ich natürlich vorbereitet.

In alten Kellerräumen ist die Energie oft durch die vielen Generationen, die im Haus gelebt haben, sehr verdichtet.

Bis auf einen Meter konnte ich mit meinem Räucherfass zu dem Geistwesen der Frau vordringen, dann entschloss sie sich zum Rückzug. Den starken Schwingungen und aufgebauten Energiebahnen, die ich aussandte, wich sie langsam in Richtung Fenster aus. Schnell öffnete ich das Fenster, und die Frau verschwand mit einem starken, als Seufzer wahrnehmbaren Geräusch hinaus und riss auch noch einen Teil des seitwärts hängenden Stoffs mit, der zu einem Vorhang gehörte, der auf der Innenseite dieses Fensters angebracht war.

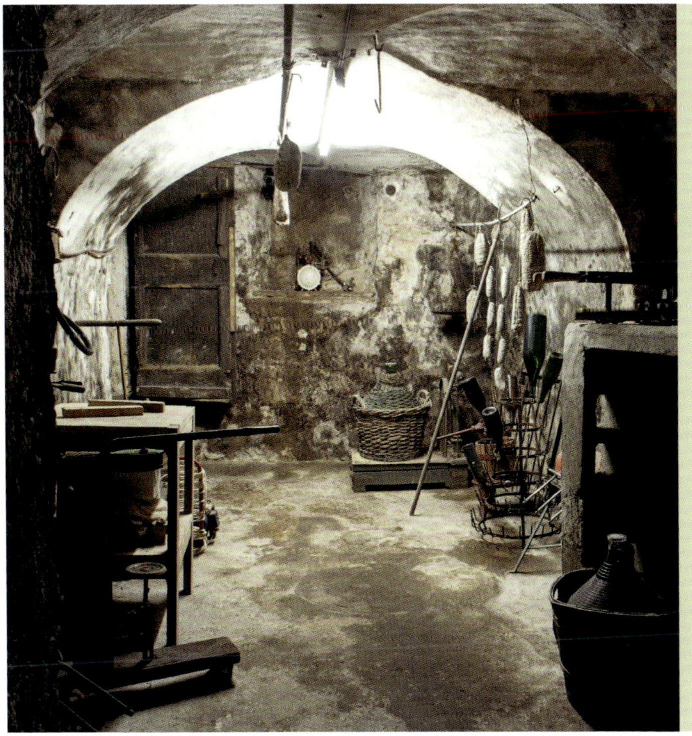

Sie schwebte jedoch nicht sehr weit weg, sondern nur hinunter zum Garten, was ich schon ahnte. Ich musste den Raum zweimal kräftig von der starken Energie reinigen, um ihre Dynamik, die sie hinterlassen hatte, endgültig aufzulösen. Danach reinigte ich den ganzen Estrich, wo ich Schwingungen vom Garten her kommend wahrnahm, die das Geistwesen weiterhin zu mir sandte. Schließlich konnte ich das gesamte Haus energetisch vollkommen reinigen.

Meine nächste Handlung galt dem Garten. Die Seele war ja immer noch präsent, und sie glaubte auch, sie könnte sich vor mir in einem nahen Gebüsch verstecken. Ihre starken Schwingungen, ihre astrale Ebene, ihre Aura, die für mich immer noch gut sichtbar war – eine ganz andere Form als bei lebenden Menschen – konnte ich jedoch umgehend orten, und so arbeitete ich gezielt auf diesen Busch hin. Schlussendlich musste sie erkennen, dass ihr Platz an einem anderen Ort für sie bereit war. Deswegen übergab ich ihre Seele ihren geistigen Helfern. Eine wichtige Handlung, um den freien Willen eines Wesens zu wahren. Die Hausbesitzerin erzählte mir anschließend, dass sie genau diese Frau immer wieder gespürt hätte und dass sie sich in diesem bestimmten Raum kaum aufhalten konnte. Wenn sie dennoch darin arbeitete, hatte sie meist schnell keine Energie mehr, da die Seele diese neue Bewohnerin des Hauses offenbar in keiner Art und Weise hier duldete. Solch starke Energien werden immer wieder durch »Verstorbene« aufgebaut. Die Bewohner eines Hauses oder einer Wohnung können diese Energien dann deutlich wahrnehmen. So erfahren sie von dieser »anderen« Welt.

Die Auswirkungen davon zeigen sich meist darin, dass den lebenden Menschen etwas nicht gelingt oder misslingt, dass sie sich deutlich unwohl fühlen, ihr nächtlicher Schlaf beispielsweise gestört ist. Sie erfahren immer wieder Störungen, in diversesten Formen, bis hin zu Berührungen, die viele Menschen ganz eindeutig spüren. Kleine Kinder im Alter bis vier Jahre sehen diese Wesen oft sogar und fürchten sich dann.

» EIN FOLGSAMER WACHHUND STREIKT

Einmal erlebte ich einen ganz speziellen, tierischen Fall: Ein Polizist, der einen ausgebildeten Wachhund besaß, rief mich in sein Haus. Dort erklärte er mir, dass sein Hund strikt zwei Räume in seinem Haus mied. Er konnte das absolut nicht verstehen, da sein Hund gut erzogen und sehr folgsam war. In diese Räume kam sein Hund aber einfach nicht mit, da half kein Befehl, kein Locken, kein schmackhaftes Stück Fleisch.

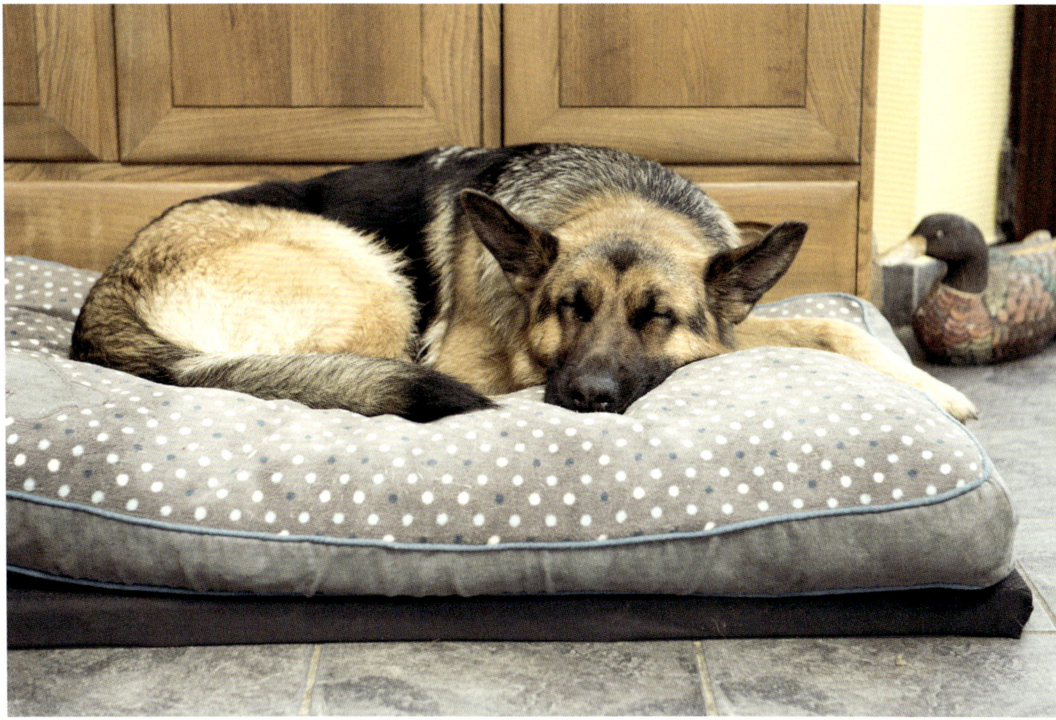

Tiere können unangenehme Energien spüren und kommen nur dort zur Ruhe, wo sie nicht gestört werden.

Als ich die betreffenden Räume langsam und mit meinem »Sehen« abschritt, bemerkte ich sofort, dass der Schlafplatz des Hundes genau auf einem uralten Weg wandelnder Seelen eingerichtet war. Es war ein alter Weg, auf dem diese Seelen wie eh und je vom nahen Dorf zum nächsten wanderten. So war für mich schnell klar, warum der Hund nicht auf »diesem Weg« liegen und schon gar nicht schlafen wollte.

Ich erklärte dem Polizisten was los war und versuchte in diesem speziellen Fall mit einem sogenannten »Seelentor« dem regen Strom dieser Seelen eine Art Umleitung zu verschaffen. Da es sich nur um wenige Meter handelte, gelang es mir schlussendlich auch. So konnte ich diesem Hund seinen Platz zurückgeben.

Der Mann rief mich später an und bestätigte mir, dass sein Hund im Haus jetzt Ruhe hätte und auch an seinem Platz ohne Probleme schlafen würde. Was ihn jedoch wirklich erstaunte war die Tatsache, dass der Hund die sogenannte »Umleitung« klar und deutlich wahrnahm. Konkret hieß das: Der Hund stand genau vor diesem Weg jedes Mal still, lief nicht mehr weiter, sondern zog an der Leine konsequent in die andere Richtung. Er nahm also den neuen Weg der Seelen deutlich wahr und wollte mit diesen Energien nach wie vor nicht in Berührung kommen.

URALTE WEGE KREUZEN

Wir Menschen der Jetztzeit neigen dazu zu vergessen, dass schon unzählige andere vor uns da waren und »unsere« Orte bewohnt und genutzt haben.

Aus früherer Zeit stammende Wege, Durchgänge und alte Straßen, die dem »Fußverkehr« dienten, sind auch heute noch stark »belebt«. Dadurch, dass sie schon vor langer Zeit begangen wurden und die Menschen früher so von Ort zu Ort wanderten – oft über sehr lange Distanzen – bleiben sie für viele Seelen weiterhin bestehen. Seelen, die die materielle Welt nicht verlassen können, gehen deswegen immer noch in ihrer eigenen Welt lebend diese alten Wege. So sind sehr viele von ihnen auch heute noch dort unterwegs.

Energiearbeit an Objekten, die meist vollkommen planlos auf einen solchen Weg gebaut wurden, ist äußerst schwierig. Wenn alte Wege

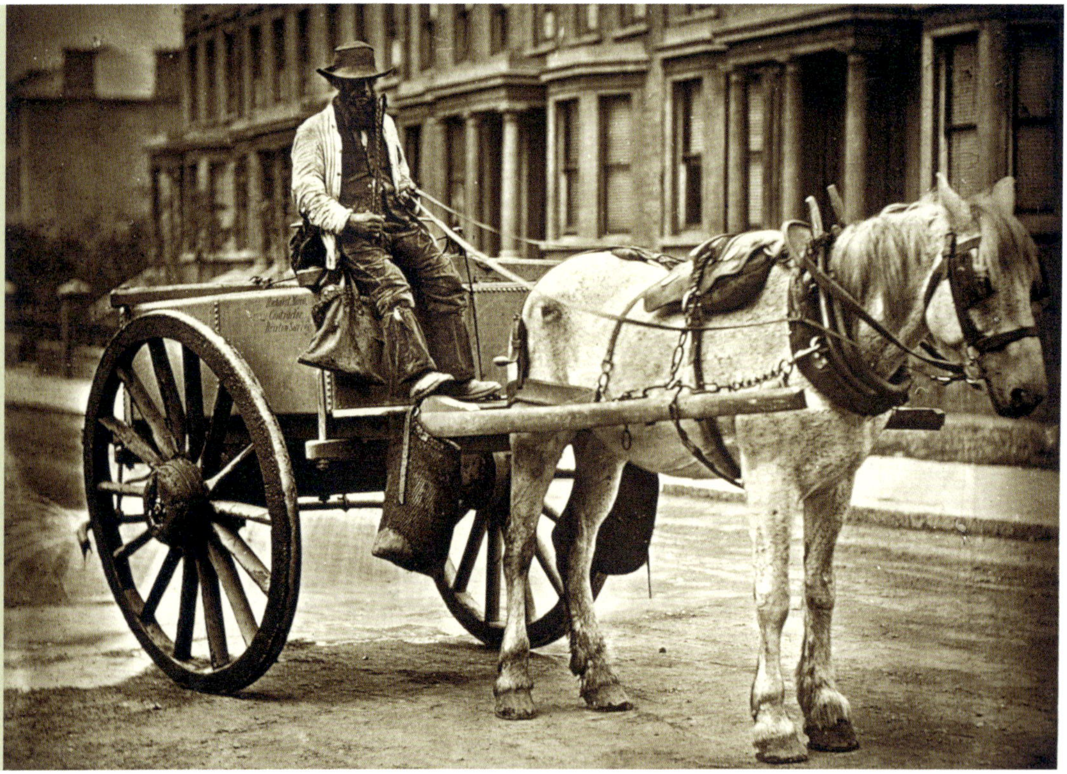

durch ein Haus führen, wird der von Geistwesen begangene Weg nicht so einfach unterbrochen. Denn zwischen dieser frühere Epoche und der Jetztzeit besteht keinerlei Verbindung. Diese teils uralten Wege werden seit Jahrhunderten begangen. Die Geistseelen haben also keinen Bezug zu dem Objekt, welches nun auf diesem Weg, dieser Straße oder dem Pfad von den Menschen unserer Zeit erbaut wurde. Die Bewohner des Hauses erkennen früher oder später, dass sie ein echtes, energetisches Problem haben.

Diese Durchgänge kann ich nicht einfach schließen, sie sind gegeben und bleiben bestehen. Die Seelen erkennen diesen Weg einfach aus ihrer Zeit als solchen und werden deswegen auch weiterhin auf diesem Weg von Ort zu Ort ziehen. Für uns lebende Menschen ist es nicht so einfach nachzuvollziehen. Diese Seelen leben in ihrer eigenen Welt, für ihre damalige Arbeit, in ihrer zur damaligen Zeit wichtigen Aufgabe. Sie laufen oder reiten, sind mit Waren aller Art unterwegs und haben auf Mauleseln ihre wichtigen Güter geladen. Da der Handel immer wieder neue Ware benötigt, kehren sie auch immer wieder über diese Wege zurück. Bis zur heutigen Zeit haben sie nicht erkannt, dass diese Mühsal längst nicht mehr nötig ist.

Immer wieder werde ich zu Gebäuden gerufen, die durch eben solche Wege energetisch stark belastet sind. Auch Gebäude auf Kriegsschauplätzen sind betroffen. Es ist absolut unsinnig, ein Haus auf einen Platz zu bauen, auf dem zu einer bestimmten Zeit eine Schlacht stattgefunden hat oder ein Richtplatz mit Galgen war. Dieses aktive Energiefeld kann ich nicht auflösen, weder durch Räuchern noch durch irgendwelche magischen Arbeiten. Niemand kann Seelen davon abhalten, ihren Weg zu gehen. Das zu tun ist ihr ungeschriebenes Recht, ihrem freien Willen entsprechend. Vor allem sensitiven Menschen bleibt dann nur eine einzige sinnvolle Lösung: Aus dieser Wohnung ausziehen und einen neuen, ruhigen Wohnort finden. Denn an einem solchen Ort, mag das Haus oder die Wohnung noch so schön sein, kann niemand auf Dauer in Ruhe leben. Diese beständigen Energiefelder fremder Seelen bringen nicht nur Unruhe, sondern schwächen auch den gesamten Organismus. Dies konnte ich in vielen Fällen und über all die Jahre deutlich wahrnehmen. Es ist einfach so – und wurde mir auch immer wieder von betroffenen Menschen bestätigt.

Alte Straßen, Wege und Plätze, die durch besondere Ereignisse geprägt sind, werden auch weiterhin besonders lebhaft bleiben. Man kann diese Energien nicht verändern, geschweige denn auflösen. Ich kann nur empfehlen, sie konsequent zu meiden.

» DIE MARSCHIERENDEN SOLDATEN

Ein Erlebnis hatte ich in einem alten Haus, das an einer uralten Passroute lag. Der Besitzer rief mich an, weil er in der Nacht im Haus immer wieder deutliche Schritte hörte. Wie er erzählte, hörten sie sich an, wie von schweren Schuhen stammend. Für ihn klangen die Geräusche wie Schläge auf der Treppe, die von Schuhen kommen, die mit Nägeln beschlagen sind.

Er konnte sich einfach nicht erklären, woher diese Geräusche kamen. Zumal es sich anhörte, als kämen sie von mehreren Personen. Auch hörten sie sich nicht immer gleich an. Von unten im Haus kamen die klopfenden Schritte klar vernehmlich die Treppe herauf und verklangen dann in einem der Zimmer. Es war für mich ein ganz besonderer Fall. Relativ schnell stellte ich fest, dass die Geräusche ganz klar mit einem ehemaligen Feldzug zu tun hatten. Durch dieses Haus marschierte ein Heer von Soldaten!

Ich konnte in Erfahrung bringen, dass Ende des 17. Jahrhunderts, also zurzeit von Napoleon, Soldaten hier eine Unterkunft hatten. Ich erkannte die Soldaten dann auch klar an Ort und Stelle. Offensichtlich gab es damals ein noch viel älteres Gebäude, das zu dieser Zeit hier stand. Viele der Soldaten hatten sehr große Angst davor, in den bevorstehenden Krieg zu ziehen. Dieses starke und dunkle Energiefeld war immer noch deutlich spürbar. Das Weitermarschierenmüssen vollzog sich wiederkehrend. Auch jetzt noch, nach so vielen Jahren. Diese Seelen waren hier wie gefangen, kamen irgendwie nicht weiter. Deswegen machten sie hier Abend für Abend Rast und bezogen Quartier.

Dieses Quartierbeziehen mitsamt den Schritten konnte der Mann seit langer Zeit jede Nacht hören. Wie er mir erklärte, dachte er anfangs natürlich, er bilde sich alles nur ein. Doch mit den Jahren und als sein Enkelkind von denselben Geräuschen sprach, musste er sich eingestehen, dass er sich nicht täuschte. Es gab ganz offensichtlich ein reales

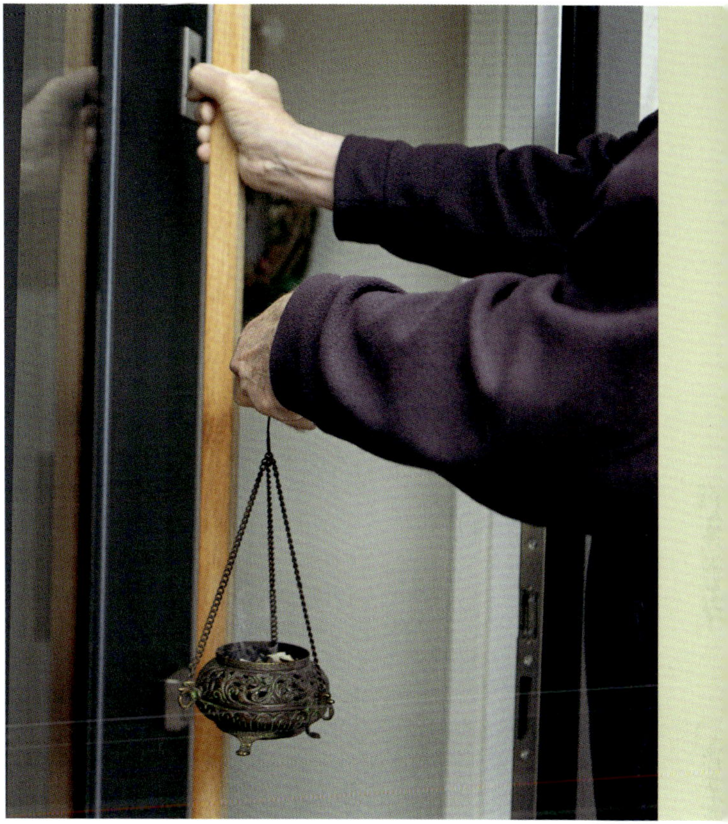

Manchmal reichen die Ereignisse, die ich vorfinde, wenn ich ein Haus betrete, jahrhunderteweit zurück.

Geräusch hier auf der Treppe. Um die Sache weiter zu prüfen nahm er weitere Personen mit zu sich nach Hause und lud auch Freunde ein, eine Nacht bei ihm zu schlafen. Fast alle hörten diese Schritte in der Nacht genauso wie er. Danach rief er mich an.

Mir wurde alles klar, als ich eine Zeitlang in diesem Haus weilte, ganz besonders, als der Abend nahte. Ja, welch ein Bild! Die Soldaten marschierten tatsächlich, in ihren Uniformen erkennbar, zum Haus, die Treppe hoch und danach in eines der Zimmer. Dann war wieder Ruhe – ein unheimlicher Spuk. Ich konnte schnell erkennen, dass es französische Soldaten der damaligen Armee waren, die offenbar auf dem Weg über den nahen Pass hier vorbeikamen. Die Bilder dieser Uniformen waren mir schon in der Schulzeit begegnet.

Die Soldaten waren zum Teil sehr erschöpft, müde, hatten Hunger, und die Versorgung klappte offenbar ganz schlecht. Das war auch der Grund, weshalb etliche dieser Soldaten nicht weiterziehen konnten, sondern in den Lazaretten verstarben, die in dem Haus, das hier zuvor stand, und vermutlich auch in den Nachbarhäusern, eingerichtet waren. Eben diese Soldaten kamen noch immer Nacht für Nacht in dieses kleine Dorf und bezogen hier Quartier. Es war eine ganz besondere, äußerst heikle und aufwendige Aufgabe für mich, denn ich musste einerseits das Haus vollständig von diesen Energien befreien und andererseits bewirken, dass diese Seelen ab sofort an diesem Haus vorbeigingen und nicht mehr eindringen konnten.

Aber es klappte: Ich konnte die Energien auflösen. Das ganze Spektakel zu beenden war nicht möglich, aber ich konnte das Haus aus der

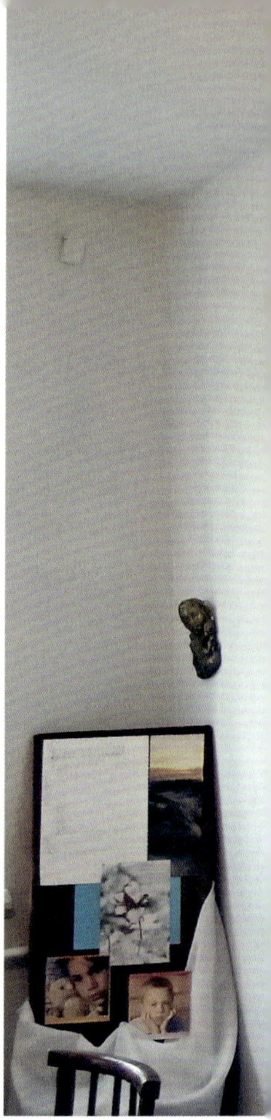

ganzen Geschichte herausnehmen. Der Mann bestätigte mir meine erfolgreiche Arbeit schon wenige Tage später. Nach einem halben Jahr hörte ich ein zweites Mal von ihm. Er erzählte, dass er die Schritte weiterhin nicht mehr hörte und dass es jetzt geradezu gespenstisch still sei. Auch Freunde und Bekannte bemerkten, dass sie im Haus jetzt eine ganz andere Wahrnehmung hatten.

Vorher fröstelte es den Besitzer ständig. Er hatte Angst und konnte nicht schlafen. Dies führte dazu, dass er einerseits körperlich stark geschwächt war und andererseits glaubte, er müsse wohl bald in die Psychiatrie, weil er diesen ganzen Spuk einfach nicht mehr ertragen konnte. Nun, einige Monate später, ging es ihm deutlich besser. Sein Körper bekam wieder den nötigen Schlaf und wurde von diesen Energien nicht mehr energetisch entladen – diese Nebenerscheinungen treten im Übrigen sehr häufig auf. Doch jetzt, so berichtete er, sei alles weg. Es war für ihn eine unglaubliche Erlösung.

SPUK IN DER SCHULE

Eine ziemlich lebhafte Vergangenheit hatte ein großes Schulgebäude, in das ich gerufen wurde, weil dort immer wieder Geräusche eines weinenden Mädchens zu hören waren. Ich arbeitete dort für längere Zeit und begegnete immer wieder unterschiedlichen Wesenheiten und Energien, die ich schlussendlich auflösen konnte.

Was mich aber wirklich berührte, war eine traurige Geschichte, die ich dort aufdecken konnte. Offenbar wurde die Schule in der Vergangenheit von Nonnen geführt. In einem der Räume traf ich ein weinendes Mädchen, das von einer Nonne geschlagen wurde. Diese Szene war für mich immer noch ganz deutlich zu sehen und zu spüren: Das Weinen, das Ausgeliefertsein einer gewalttätigen Lehrerin, das Gefühl des Sich-nicht-wehren-Könnens gegen eine körperliche Strafe – was auch immer der Grund dafür gewesen sein mochte.

Ich konnte all die schmerzenden und leidgeprägten Energien deutlich wahrnehmen, konnte die Schreie klar hören und die Handlung beobach-

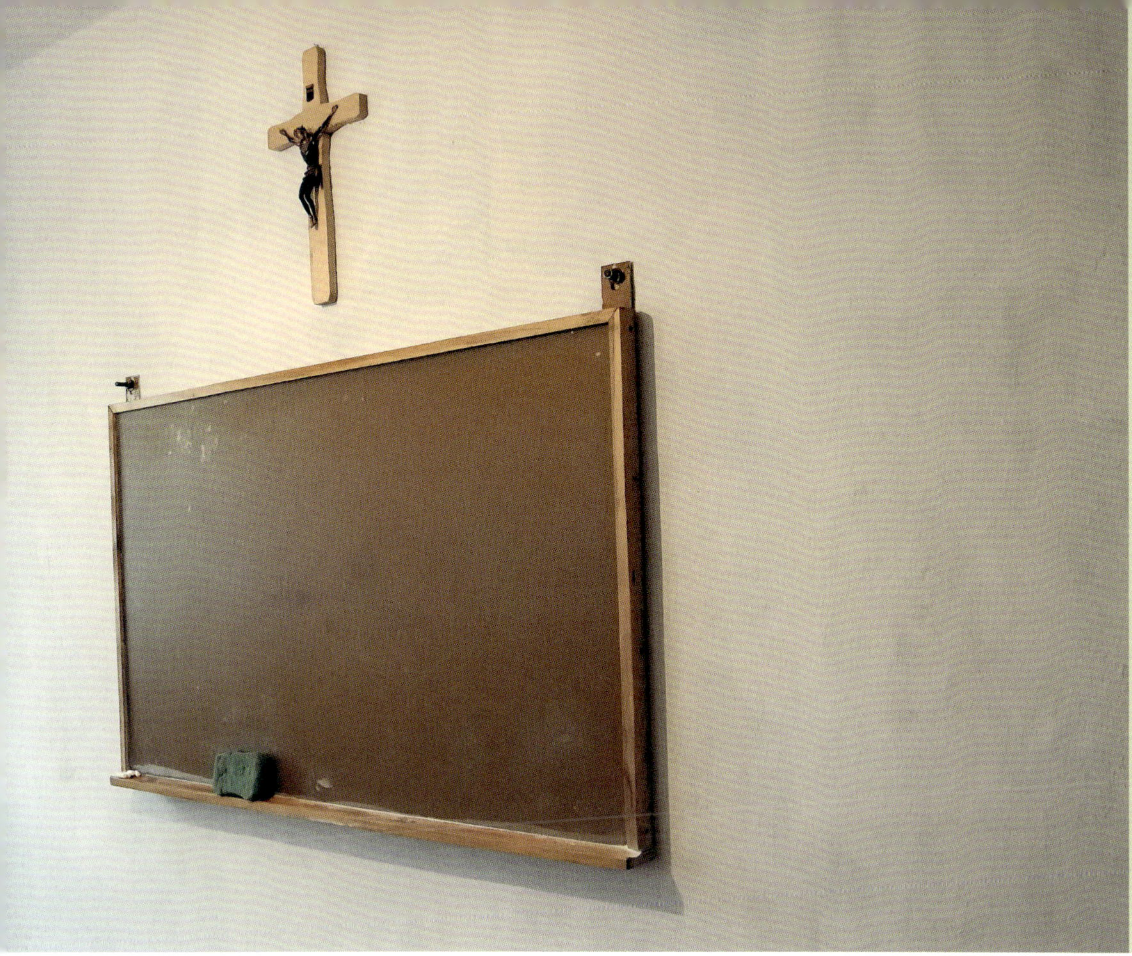

ten. Ich musste eine große Energie aufwenden, um die Szene schließlich aufzulösen und um Ruhe und Frieden ins Gebäude zu bringen.

Sind leidvolle Ereignisse in Gebäuden geschehen, werden sie dort oft sehr lange gespeichert und sitzen fest.

Meine eigenen Erfahrungen dort deckten sich im Übrigen genau mit dem, was ich anschließend von den heutigen Schülerinnen und Schülern erfuhr, die in diesen Räumen offenbar immer wieder ein Mädchen weinen hörten, aber nie lokalisieren konnten, woher dieses Weinen wirklich kam. Auch eine Lehrerin bestätigte mir im Nachhinein, dass sie ab und zu nachts eine Gestalt, ein etwa elfjähriges Mädchen, auf dem Korridor gesehen hatte.

Immer wieder kann ich durch meine Arbeit derartige Geschichten aufdecken. Sie kommen dann als ganz konkrete Bilder, Szenen oder energetische Filmstreifen in mein Bewusstsein. Ich kann auf diese Weise gut erkennen, warum hier diese oder jene Energie vorhanden und spürbar ist, die zum Unwohlsein der Menschen führt, die sich heute in den Räumen aufhalten.

EINE FRAU BRAUCHT HILFE

Besondere Situationen finde ich immer wieder in Gebäuden vor, in denen Menschen mit einer Sucht wohnen: Ob Alkoholiker, intensive Sammler – sogenannte Messies –, Medikamentenabhängige oder starke Raucher. In deren Wohnungen ist die Dichte der Energien sehr hoch. Es sind Energien, in denen sich kein Mensch wirklich wohlfühlen kann, egal wie sensibel oder unsensibel er auch sein mag.

Diese Wohnungen sind oft unaufgeräumt. Vor allem bei so genannten Messies liegen viele Dinge ohne Ordnung und System herum oder sind wahllos aufgeschichtet. An allen Wänden hängen Sachen, ja einfach überall wo Platz ist, werden Gegenstände in sinnloser Weise gelagert. Dadurch wird der ganze Energiefluss des Raumes, oft auch der gesamten Wohnung, sehr stark beschränkt oder ganz unmöglich macht.

In einigen Fällen kommt als zusätzliche energetische Belastung dazu, dass die Räume stark verschmutzt sind. Wie soll auch ein Raum, der voller Gegenstände ist, noch gereinigt werden können? Starke, unangenehme Gerüche und Ausdünstungen, insbesondere wenn auch noch Haustiere gehalten werden, machen die Situation nicht besser. Einmal bat mich eine Frau um Hilfe, die unkontrolliert sehr viele Medikamente einnahm. Die Medikamente wirkten nach meiner Einschätzung sehr negativ auf ihren Körper. Ihre Kräfte und körperliche Vitalität waren stark eingeschränkt. Sie machte in ihrer gesamten Erscheinung einen sehr schwachen und hilflosen Eindruck. Diese Energien übertrugen sich auch in die Räume der Wohnung.

In solchen oder ähnlichen Fällen sehe ich meist ein sich wiederholendes Muster: Die Energie des Menschen ist geschwächt. Die Folge davon ist: Er füllt auch die Wohnung mit seiner Schwäche mehr und mehr an. Die Energie- und Schwingungsfelder sind deshalb schlichtweg miserabel. Wie soll sich ein Mensch in einer solchen Energie auch erholen können? Nicht nur der Körper, auch das Gemüt dieser Menschen ist ganz automatisch angeschlagen, was oft auch zu geistigen Krankheiten führt. Wenn ich diese Energie in den Räumen verbessern kann, ist eine positive Veränderung der Situation möglich. Die betroffene Person muss aber auch an sich selbst arbeiten, nur so kann sie ihre Situation langfristig ändern. In meiner Heilarbeit habe ich immer wieder festgestellt, dass

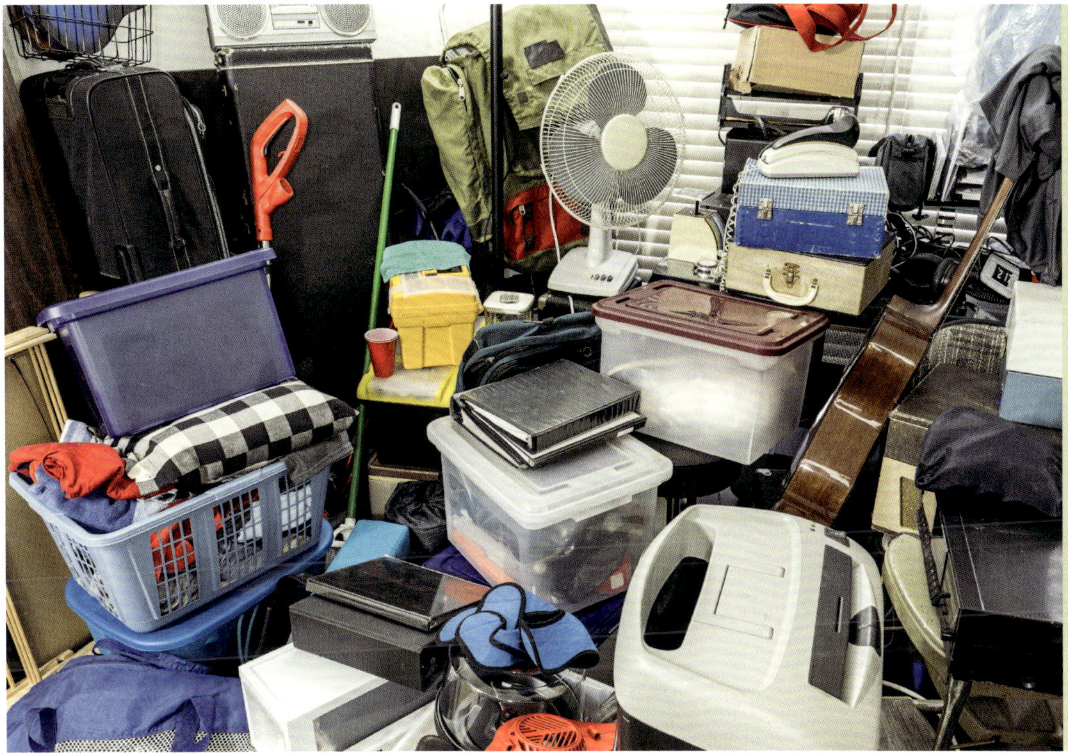

es nur durch den eigenen Willen des Klienten eine klare Wende geben kann. Er muss erkennen, dass er nur durch sein eigenes Handeln und Aktivwerden Verbesserungen erfahren kann. Dass er zum Beispiel die Energien in seiner Wohnung wieder in Fluss bringen muss, indem er unnötige und meist unnütze Dinge, die seine eigene Energie mindern, entsorgt. Er sollte also in seiner Wohnung die eigene Energie wieder positiv spüren und erfahren lernen.

Nicht immer sind Geistwesen für gestörte Energieverhältnisse verantwortlich. Manchmal sind es die Bewohner selbst, die ihre Energiebahnen »verbauen«.

Die Abhängigkeit von Medikamenten hatte in diesem Fall unweigerlich dazu geführt, dass die Klientin eigene negative Schwingungen erzeugt hatte, die sich immer weiter in der Wohnung ausbreiteten und sie zunehmend schwächten. Sie musste lernen, dass die Schwingungsfelder durch angehäufte Dinge in der Wohnung blockiert werden. Und eben, dass die eigene negative Energie von all den Gegenständen in der

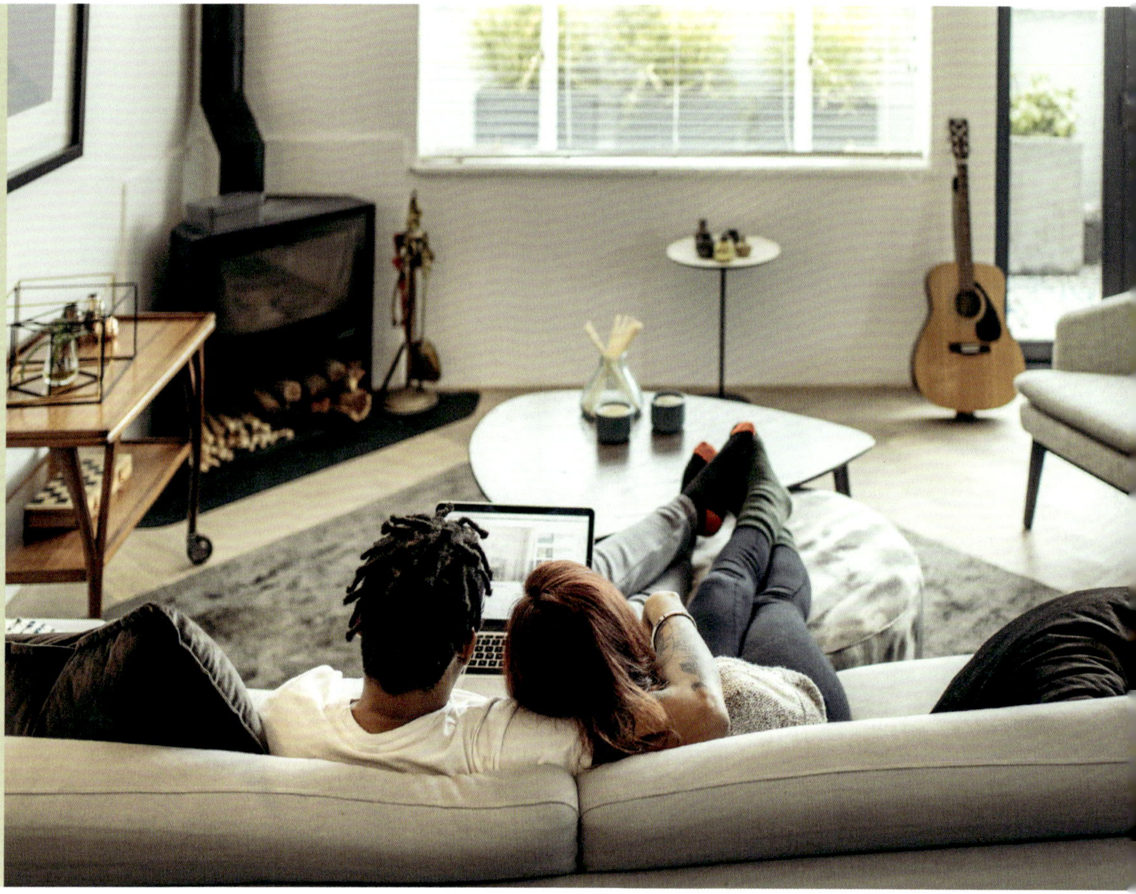

Es ist ein Aufatmen, ein Zur-Ruhe-Kommen, wenn sich die eigenen vier Wände endlich auch nach dem eigenen Zuhause anfühlen.

Wohnung aufgenommen werden, von den Möbeln, den Teppichen und Wänden. Energien können sich regelrecht in die Materialien »hineinkrallen«. Genau diese schlechte Energie fließt dann wie in einem Teufelskreis wieder zu den Bewohnern zurück.

Suchtkranke Menschen haben in solchen Energien kaum eine Chance, wirkliche Verbesserung oder Heilung zu erfahren, weil sie ja ständig ihr eigenes Feld vergiften. In Falle der medikamentenabhängigen Frau konnten wir glücklicherweise die positive Wendung mit vereinten Kräften anstoßen.

WENN DIE LUFT WIEDER REIN IST

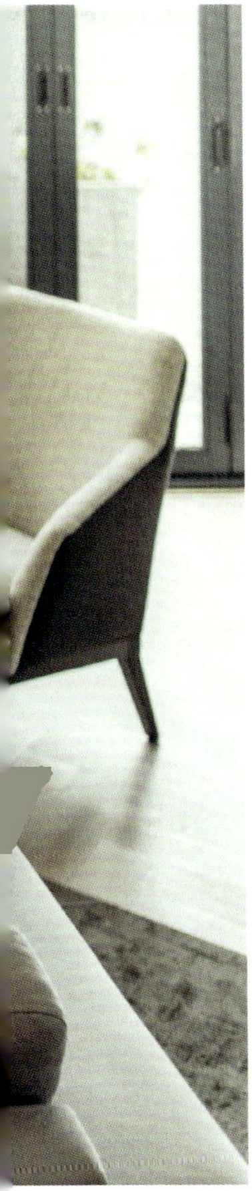

Es ist schön zu sehen, dass ich in all den Jahren meiner Räucherarbeit vielen Menschen helfen konnte, wieder ihre eigenen, zum Teil lebenswichtigen Energien herzustellen. Durch meinen »Anschub« haben sie wieder Kraft und Mut ihre Aufgaben anzupacken und können sie erfolgreich meistern. Es ist oft, als habe zuvor eine verdeckte Kraft ihre Tätigkeiten behindert.

Viele Male konnte ich auch dazu beitragen, dass Häuser, Liegenschaften, Bauland und dergleichen verkauft werden konnten, die sich bis zu diesem Zeitpunkt als unverkäuflich erwiesen hatten. Es kamen zwar über längere Zeit etliche Interessenten für diese Objekte, meldeten sich schlussendlich aber nicht mehr. Und die Besitzer waren ratlos. Nachdem ich erkannt hatte, dass die ehemaligen Besitzer noch stark mit ihrem damaligen Heim verbunden waren und den Verkauf durch ihr geistiges Wirken verhinderten, konnte ich durch meine einfühlsame Arbeit das Problem lösen. Alle Objekte wurden anschließend verkauft! Einige sogar noch am selben Tag. Mit dieser Tätigkeit durfte ich wohl die allermeisten, für mich außergewöhnlichen, Erfolge erfahren.

Immer wieder schreiben mir Menschen oder rufen an, um zu bestätigten, dass die Energie in ihrem Umfeld jetzt völlig neu ist, dass sie sich ganz anders anfühlt, und sie sich wieder richtig wohl fühlen. Sie erzählen mir, dass viele Dinge jetzt wieder funktionieren und es in ihrem Leben wieder so läuft wie es eigentlich sollte. Dass Wesenheiten, geistige Energien von körperlosen Wesen, die sich zuvor in diesen Räumen aufgehalten haben, jetzt nicht mehr spürbar und sichtbar sind, Kinder keine dunklen Gestalten mehr sehen und nachts wieder ohne Störungen schlafen können. Sind die alten Energien aufgelöst und die Räume wieder frei, ist die Stimmung von Leichtigkeit geprägt und eine neue Ebene der Wohnqualität eröffnet. Das sind für mich erfreuliche Rückmeldungen, die mich in meiner Arbeit bestärken.

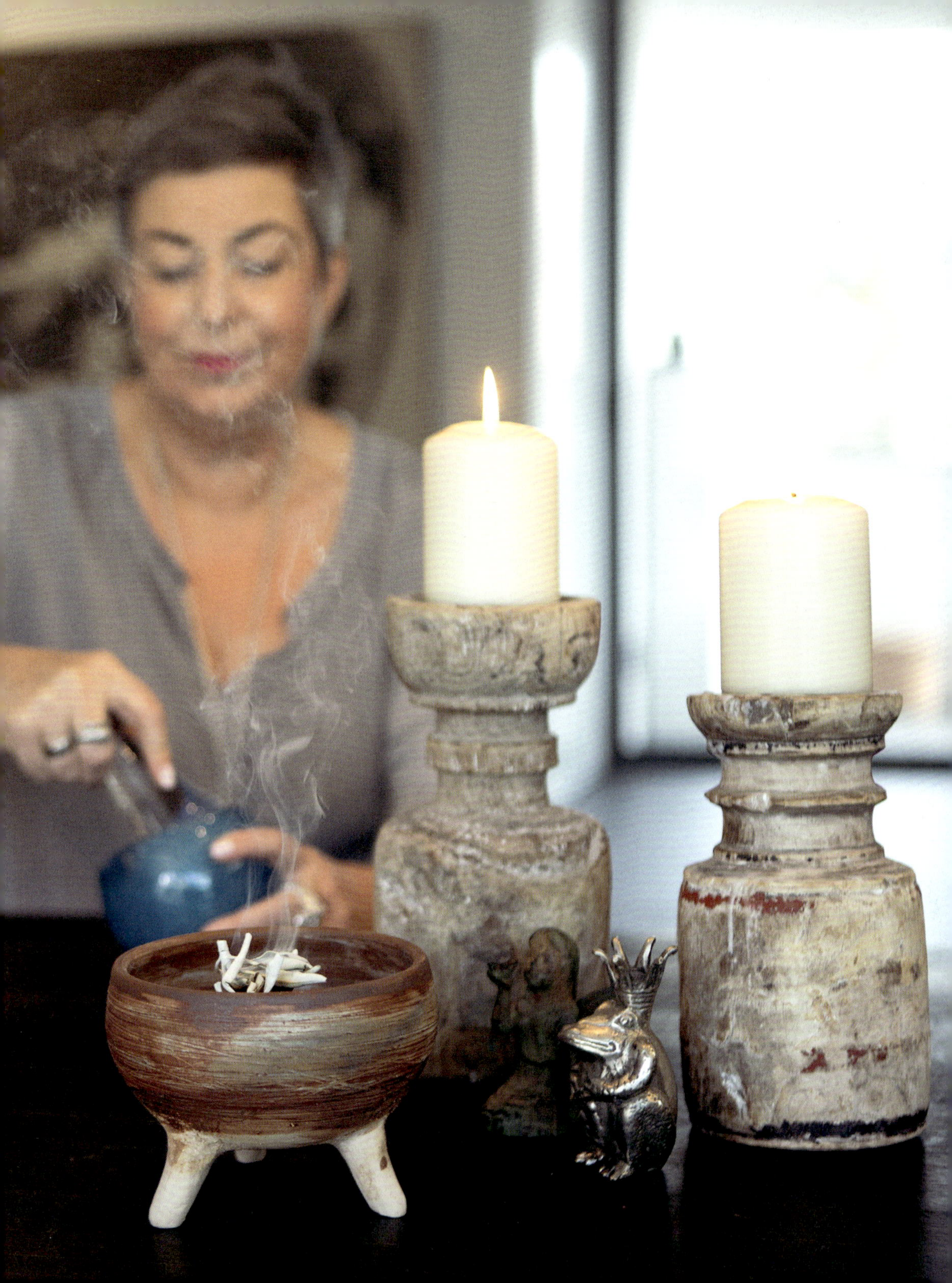

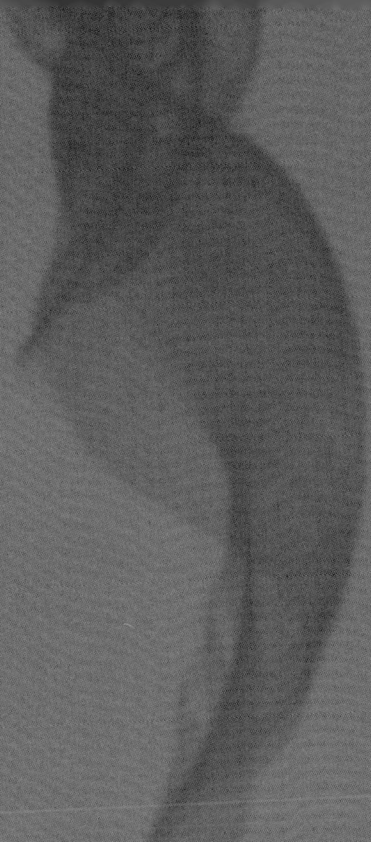

Anleitung zur Hausräucherung

Mit einer reinigenden Räucherung schaffen wir die Voraussetzung für eine gute Raumatmosphäre. Mit wenigen Utensilien, den richtigen Handgriffen und einer klaren Absicht kann jeder von uns die Energie in seinen Räumen erneuern. Der Effekt verblüfft und überrascht: Eine positive Raumausstrahlung breitet sich aus, die wir im privaten wie im beruflichen Umfeld als wohltuend wahrnehmen.

SO GEHT'S – SCHRITT FÜR SCHRITT IN DIE PRAXIS

EINSTIMMUNG UND VORBEREITUNG

Jede Hausräucherung wird in mehreren Schritten durchgeführt, die mal mehr, mal weniger ausführlich vollzogen werden: je nach Art des Objektes, seiner Geschichte und der daraus entstandenen Prägungen. Jeder, der Hausräucherungen anbietet, hat seinen eigenen, persönlichen Stil, um zu einem guten Ergebnis zu kommen. Die individuellen Kenntnisse und Erfahrungen, oder – wie im Fall von Sam Hess – hellsichtige Fähigkeiten, führen zu unterschiedlichen Herangehensweisen. So können Gebete und Segenssprüche integriert werden oder Klänge, Heilsteine und Raumsprays. Oft werden die vier Himmelsrichtungen, die vier Elemente, besondere Schutzengel, -götter und -geister angerufen. Auf den folgenden Seiten finden Sie eine Anleitung zur Durchführung Ihrer eigenen Hausräucherung, die Inspirationen und Anregungen enthält. Ob diese zu Ihnen passen, können Sie natürlich ganz frei entscheiden. Hauptsache, Sie bleiben in allem, was Sie in Ihren eigenen vier Wänden tun, authentisch. Wovon Sie überzeugt sind und für Sie Sinn macht, wirkt! Einen Impuls, zu dem Sie keinen Draht bekommen oder der Ihnen aktuell nicht passend erscheint, brauchen Sie nicht weiterzuverfolgen. Denn in Ihrem Tun und Handeln sollte die ganze Kraft Ihrer Absicht und Überzeugung stecken. Das macht den größten Teil der Wirkung aus, die Sie erzielen möchten.

DIE RÄUMLICHKEITEN WAHRNEHMEN

Haben Sie schon mal versucht, Ihre Räume mit den Augen einer fremden Person zu betrachten? So ein Perspektivwechsel kann Erstaunliches zu Tage fördern. Was Ihnen aus täglicher Gewohnheit schon gar nicht mehr auffällt, springt einem Außenstehenden vielleicht geradezu ins Auge. Nehmen Sie sich also ca. 30 Minuten Zeit, um beginnend vor Ihrer Eingangstür auf Ihre allerersten körperlichen und emotionalen Reaktionen zu achten. Das sind nämlich die wertvollsten Impulse.

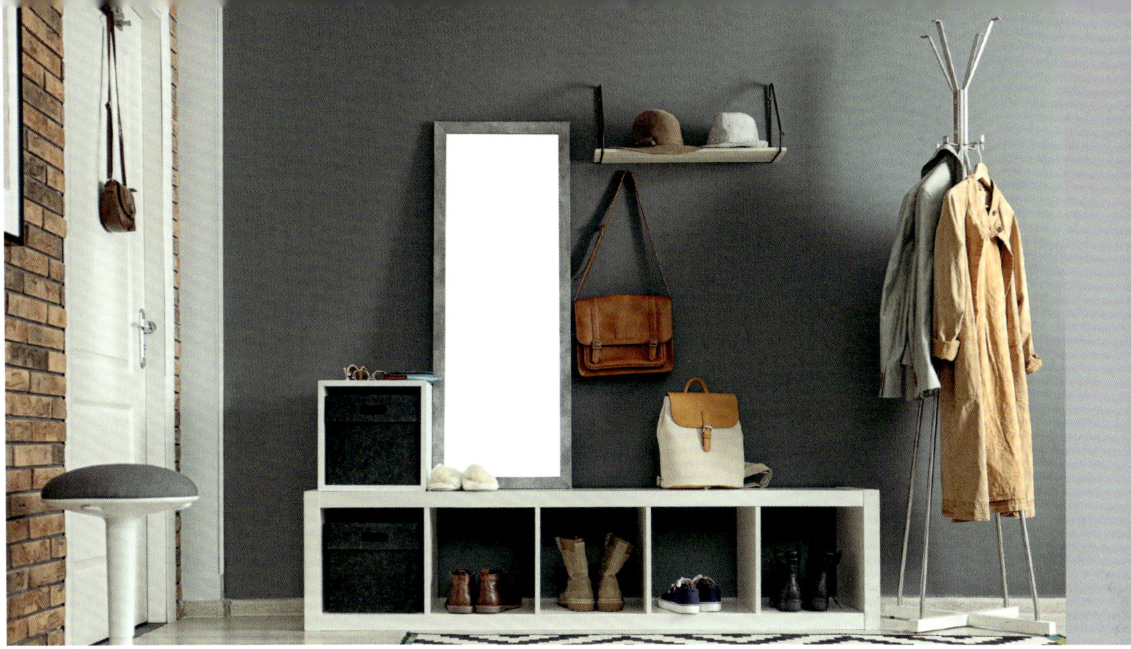

Den Blick wie ein Besucher über die gewohnte Einrichtung schweifen lassen, führt zu einer neuen Wahrnehmung.

Bewohnen Sie ein ganzes Haus, können Sie dasselbe mit Keller und Speicher durchführen. Kleiner Tipp dazu: Nutzen Sie die Sprachaufnahmefunktion Ihres Handys, und sprechen Sie spontan alles auf, was Ihnen auffällt. Nach einigen Tagen wiederholen Sie diese Wahrnehmungsübung, jedoch als die Person, die Sie sind.

- Wohin zieht es Sie zuerst, wenn Sie einen Raum betreten?
- Wo in welchem Raum sitzen Sie am liebsten? Wo fühlen Sie sich geborgen und können am besten entspannen? Was gefällt Ihnen dort?
- Gibt es Ecken, die Sie regelrecht nerven und die Sie lieber meiden?
- Zwischen Ihnen und der Seele des Raums findet permanente Interaktion statt. Fragen Sie sich: Wie würde ich von diesen Räumen wahrgenommen werden, wenn sie Wesen wären?

Hinterher können Sie beide Sprachaufnahmen vergleichen. Beim Abhören kommen Ihnen sicher Ideen für Veränderungen, und Sie werden feststellen, dass sich Ihre Beziehung zu Ihrem Zuhause verändert hat und Ihre Wahrnehmung für die Raumatmosphäre geschärft ist. Während der Räucherung fließen diese Erkenntnisse dann automatisch ein.

STELLEN SIE SICH ZU BEGINN FOLGENDE FRAGEN

- Beim Blick auf den Hauseingang oder die Eingangstür: Was ist das wohl für eine Person, die dahinter wohnt? Worauf legt sie wert? Was ist ihr wichtig?
- Beim Betreten des Eingangsbereichs: Wie sieht die Garderobe aus? Durcheinander oder gut strukturiert?
- Was nehmen Sie körperlich wahr und welche Gefühle, Gedanken kommen auf?
- In welchen Raum zieht es Sie als nächstes?

FORMEN DER HAUSREINIGUNG

AUSMISTEN – PUTZEN – RÄUCHERN

Im Idealfall erstreckt sich die Erneuerung der Wohnatmosphäre nicht nur auf das Neutralisieren von Gefühlsausbrüchen bis hin zu gespeicherten Traumata. Auch das Grobstoffliche ist Teil einer ganzheitlich angelegten Reinigungsaktion. Darum gilt es auch aufzuräumen und auszumisten.

Vom Kleiderschrankcheck bis zum einheitlichen Ordnungssystem im Schrank und in Schubladen: Es gibt viele Bereiche im eigenen Heim, die von einer Aufräumaktion profitieren. Denn, wie wir bereits erfahren haben: In jedem Ding haftet Energie! Ob Schnickschnack, Krimskrams oder vermeintlich wichtige Konsumgüter, vielem haftet der (belastete) Hauch der Vergangenheit an. Im ersten Schritt zu einem befreiten Wohngefühl gilt es zu prüfen: Welche Möbel und Accessoires unterstützen und vereinfachen meinen Blick in die Zukunft? Was wiederum kann getrost verabschiedet werden? Sozialkaufhäuser und Einrichtungen wie Oxfam oder DRK-Läden freuen sich über jede Spende. Wenn sich gerade keine passende Laune für eine konzertierte Putz- und Entrümpelungsaktion einstellt, kann man durchaus erstmal in sinnvollen Teilschritten arbeiten, wie wir im Folgenden sehen werden. So müssen Sie auf die feinstoffliche Reinigung nicht verzichten.

Von Räucherstäbchen bis hin zum Zusammenstellen einer eigenen Räuchermischung ist alles möglich.

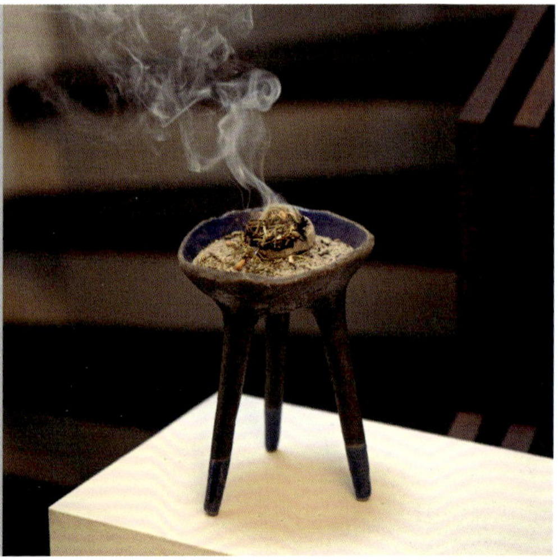

VOM EINFACHEN AUSRÄUCHERN BIS ZUM INTENSIVEN RITUAL

Schnell und spontan bedeutet nicht automatisch falsch und wirkungslos. Ein reinigendes Ausräuchern muss nicht zwingend jedes Mal aufwändig und mit einer umfangreichen Einstimmung und Vorbereitung verbunden sein. Es geht auch einfacher, nämlich mit den Blättern des weißen Salbeis, zu Kugeln geformtem Beifuß oder einem Räucherstäbchen.

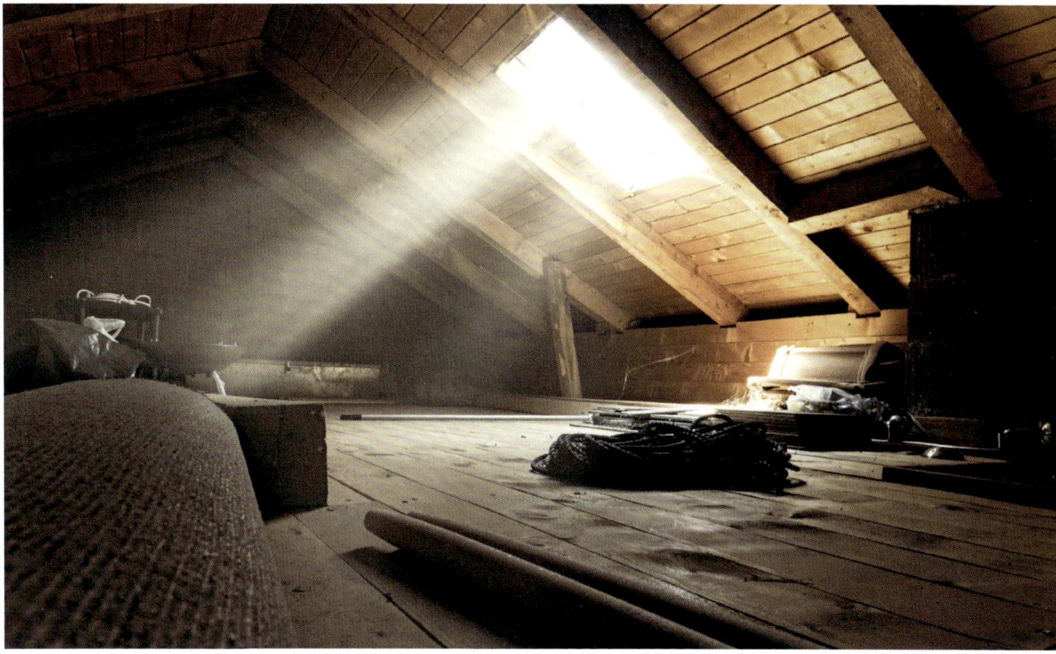

Der Keller steht für die Vergangenheit, der Speicher für die Zukunft. Beides lohnt es gelegentlich auszumisten.

Ein Hausräucherungsritual ist umfangreicher, bedarf gewisser Vorbereitungen, umfasst bestimmte Abläufe und hat feste Bestandteile. Ein solches Ritual berührt auf einer tieferen, seelischen Ebene, denn wir knüpfen damit an eine archaische Dimension des Räucherns an, die sich kultur- und völkerübergreifend über Jahrtausende entwickelt hat. Momentan scheint alles, was den Begriff »Ritual« in sich trägt, einen Boom zu erleben. Das alleine sagt noch nichts über die Qualität der Rituale aus, sondern vielmehr etwas über die Sehnsucht der Menschen.

In herausfordernden Zeiten, in denen Unsicherheit und Ängste wachsen, wird der innere Wunsch nach Struktur, Halt, Verlässlichkeit und Orientierung immer stärker – genau diese Aspekte bietet eine Ritual. Ein wichtiger Teil ist die Vorbereitung. Achtsam und präsent machen wir uns Gedanken über Anlass, Absicht und Ziel der rituellen Hausräucherung. Wir erforschen unser Innerstes genauso wie unsere Räume. Dabei hilft das Einrichten eines Hausaltars mit Symbolen, Fotos, etc. Der Geist kann sich so fokussieren. Je regelmäßiger diese Art von Hausräucherungsritual begangen wird, desto klarer, wertschätzender und tiefer wird die Beziehung zu unserem Wohn- und Arbeitsumfeld. Wir gestalten die Hausräucherung eigenverantwortlich und wählen dabei den Rahmen, der unseren ureigensten, inneren Belangen entspricht. Niemand anders entscheidet in diesem Augenblick und während des Rituals über unser Tun.

DIE UNTERSCHIEDLICHEN MÖGLICHKEITEN

Abaloneschale Unter »Abalone« verstehen wir das ohrförmige Gehäuse einer Schnecke mit einer perlmuttfarbenen Innenfläche, die leider ständig als Muschel bezeichnet wird. Das ist ungefähr dasselbe, als würden wir einen Hund als Katze bezeichnen. Die Abaloneschale eignet sich wunderbar, um einzelne Salbeiblätter, Beifußkugeln oder andere zu Kugeln formbaren, reinigenden Kräuter direkt anzuglimmen.

Räucherkräuterstäbe In der Zeit um den 15. August werden traditionell die Kräuterbuschen oder auch Räucherkräuterstäbe mit regionalen, heimischen Heilpflanzen selbst gebunden. Wer gerne etwas Fertiges kaufen möchte: Im Handel sind sie aus Weißem Salbei erhältlich. Die überdimensional große »Kräuterzigarre« wird an einem Ende angezündet und es entsteht sofort ein würzig duftender Rauch, der reinigt und klärt. Diese beiden Methoden eignen sich sehr gut, um eine dringende Räucherung auch dann durchführen zu können, wenn man mal wenig Zeit hat und nicht mit Kohle hantieren möchte.

Gut sind Gefäße, die unten nicht heißt werden und leicht in der Hand zu halten sind.

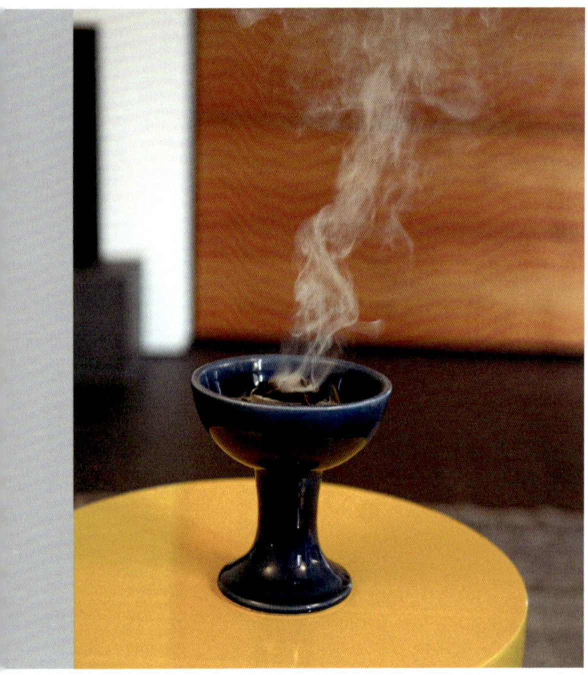

Räucherstäbchen und Räucherkegel Aus reinigenden Kräutern wie weißem Salbei, Lavendel, Citrus, Fichtenharz oder Weihrauch hergestellt, sind sie das perfekte Ausräucherungswerkzeug für Büros, Besprechungszimmer, Praxen oder Ladengeschäfte, in denen Rauchmelder einer intensiven Räucherung im Weg stehen. Unaufdringlich in Duft- und Rauchentwicklung können auch skeptische Kollegen überzeugt werden. Naturreine Qualität wird vorausgesetzt!

Räucherstövchen Üblicherweise kommt das Stövchen mit dem Drahtsieb oder den Lavasteinen erst nach einer reinigenden Räucherung zum Einsatz. Nämlich dann, wenn es um das Aufladen der Raumenergie mit Segen, Dank

HAUSRÄUCHERUNG MIT KOHLE UND SAND

Traditionell, rituell, tiefenwirksam – so klingt die schlagwortartige Beschreibung dieser Räuchermethode, mit der seit Jahrtausenden Plätze, Orte, Tempel, Kultstätten, Häuser etc. gereinigt werden. Dazu benötigen Sie folgende Ausrüstung:

- Ein feuerfestes Gefäß, das sich auch über einen längeren Zeitraum tragen lässt, ohne zu heiß oder zu schwer zu werden, beispielsweise einen Räucherkelch oder eine Räucherpfanne
- Räucherkohle
- Sand
- Eine Zange zum besseren Hantieren mit der Kohle
- Eine Räucherfeder zum Verteilen und Lenken des Rauches
- Reinigendes Räucherwerk

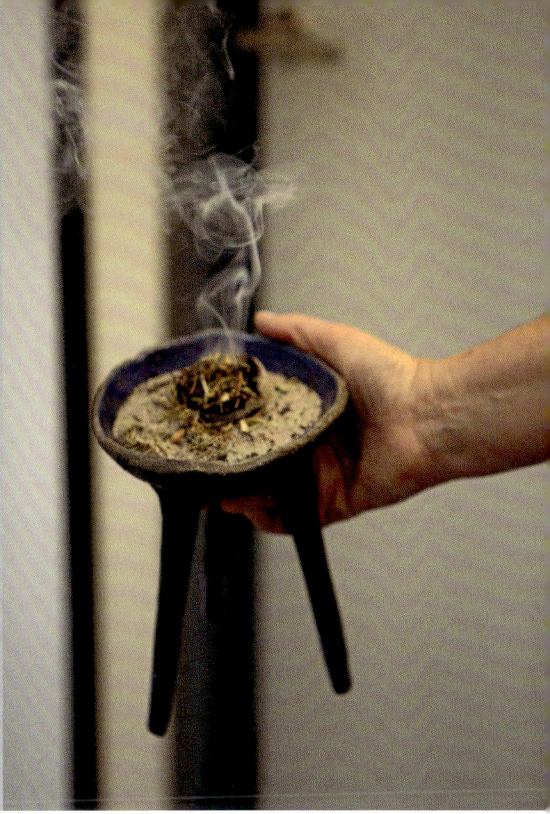

oder einer besonderen Botschaft geht. Dank eines kleinen Tricks lässt sich jedoch beides kombinieren. Aus reinigenden Kräutern wird eine schöne Räuchermischung zubereitet und auf das Stövchen platziert. Danach wird die Mischung mit den Tropfen einer Pflanzen- oder Blütenessenz leicht befeuchtet (Bezugsquelle siehe S. 120). Der entstehende Dampf bzw. Rauch, der sich durch die Befeuchtung entwickelt, trägt die feinstoffliche Information der reinigenden Kräuter und der Essenz in den Raum. Diese »Zwei-in-einem-Methode« bringt Dampf ohne Kohle und verknüpft in einem Durchgang Reinigung und nachfolgende Wunschenergie.

Eine Räucherung auf Kohle ist auf jeden Fall angesagt, wenn eine reinigende Räucherung das allererste Mal durchgeführt wird oder über einen längeren Zeitraum von ca. einem Jahr nicht mehr angewendet wurde. Das Zubehör dieser Methode ist symbolisch aufgeladen, denn es repräsentiert alle vier Elemente:

- **Wasser:** Dampf bzw. ätherische Duftmoleküle
- **Feuer:** Räucherkohle
- **Erde:** aus Ton gebranntes, feuerfestes Gefäß, Pflanzenmaterial
- **Luft:** Räucherfeder

ABLAUF EINER RITUELLEN HAUSRÄUCHERUNG

VORBEREITUNG

Nachdem Sie die Wahrnehmungsübungen durchgeführt und alles bereitgestellt haben, was Sie für die Räucherung benötigen, inklusive dem Räucherwerk, machen Sie einen Rundgang durchs Haus. Möglichst alle Bereiche sollten frei zugänglich sein, auch die Zimmerecken und Fenster. Suchen Sie sich danach einen Platz im Haus, den Sie als »Zentrum« empfinden. Das ist oft der Ess- oder Wohnraum. Auch die Küche kommt in Frage, denn dort spielt sich oft das zentrale Familienleben ab. Ein Tablett oder eine Filzunterlage dienen nun dazu, die Stelle Ihres Hausaltars zu kennzeichnen. Dort arrangieren Sie einige Symbole und Gegenstände, die Ihr Anliegen und Bedürfnis oder die Geschichte der Räume repräsentieren und ins Bewusstsein bringen.

- **Kerze:** Mit dem Entzünden und Löschen der Kerzenflamme wird Beginn und Ende des Rituals markiert. Sie steht für das Leben, für Wärme und Schutz im Haus.
- **Fotos:** Wenn das Haus an Sie vererbt wurde und somit zu Ihrer Familiengeschichte gehört, haben Sie sicher ein Foto der Ahnen, die das Haus erbaut haben, in diesen Räumen gelebt und ihr Schicksal hier hatten. Wenn Sie ein fremdes Haus übernehmen, fragen Sie die ursprünglichen Eigentümer, ob noch ein altes Foto vorhanden ist, eventuell auch von dem Objekt in nicht-renoviertem Zustand oder von dem Gebiet, als es noch unbebaut war.
- **Spirituelles Symbol:** Dieses würdigt die begleitenden und unterstützenden Kräfte und Energien. Im christlichen Glauben können das ein Kreuz, eine Marienstatue oder eine Engelstatuette sein. In einem naturreligiösen Kontext ist es ein Natursymbol wie Moos oder Fichtenzapfen. Wichtig ist, dass diese Symbole Ihre persönliche spirituelle Ausrichtung wiedergeben.
- **Frische Blüten:** Am besten suchen Sie ein paar aus dem Garten, ansonsten finden Sie das für Sie Passende im Blumenladen. Oder Sie stel-

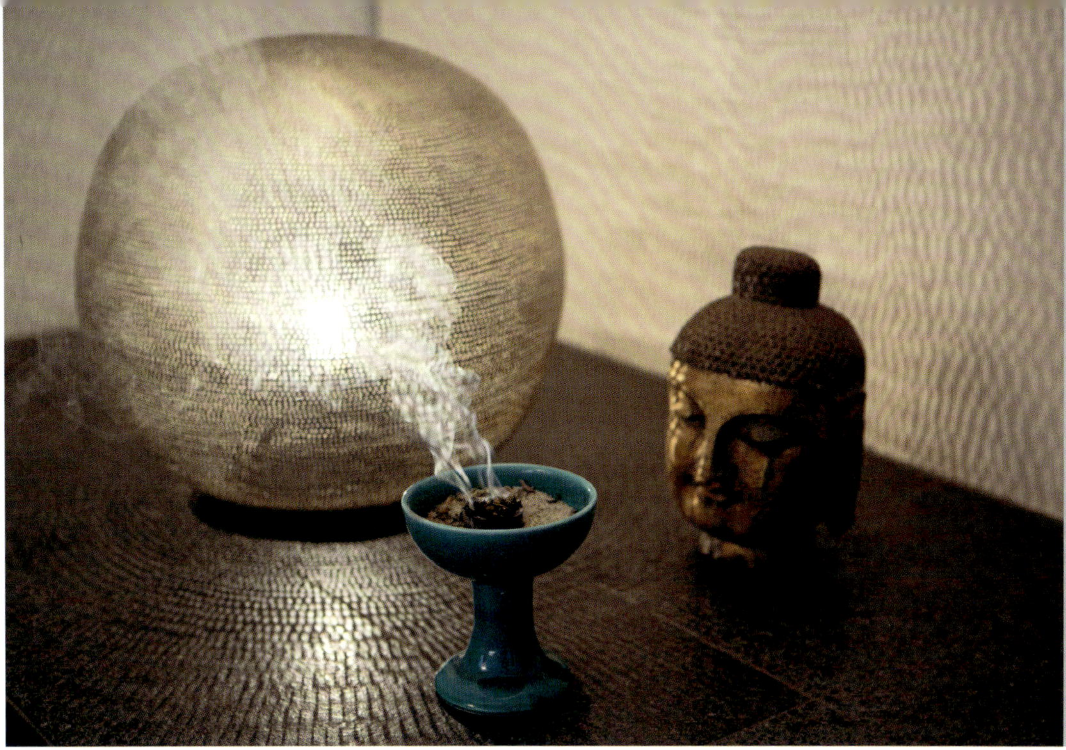

len sich eine schöne Blütenpostkarte auf Ihren Altar. Blüten stehen für das »Erblühen« einer Atmosphäre.

- **Heilsteine:** Sie können einen Heilstein nehmen, den Sie vielleicht schon haben. Wenn nicht, dann suchen Sie sich in einem Edelsteinladen etwas Schönes aus. Es reicht ein kleiner Bergkristall. Er symbolisiert Klarheit, Reinheit und kann die guten Energien intensivieren.
- **Stein:** Wenn es aktuell ein Problem gibt, einen »Stolperstein«, ein Hindernis, dann halten Sie Ausschau nach einem Stein in Ihrer nächsten Umgebung, und bitten Sie ihn, für den Zeitraum des Rituals diese Schwierigkeit zu symbolisieren.
- **Wesenheiten des Platzes:** Bei Ihrem nächsten Spaziergang lassen Sie sich von einem Stück Holz oder Rinde inspirieren, das die Naturwesen dieses Ortes symbolisiert.
- **Hausgeist:** Legen Sie ihm ein kleines Speiseopfer bereit. Das signalisiert, dass Sie an ihn denken.

Der »Hausaltar« darf ganz individuelle Vorlieben ausdrücken. Von schlicht bis hin zu hoher Symbolkraft.

Überdenken Sie, ob Sie mit allem etwas anfangen können. Wenn nicht, lassen Sie einfach etwas weg. Wenn etwas fehlt, improvisieren Sie: Schreiben oder malen Sie auf eine Karte oder einen Zettel den fehlenden Gegenstand und laden Sie ihn mit der Energie auf, für die er steht. Das ist genauso wirkungsvoll.

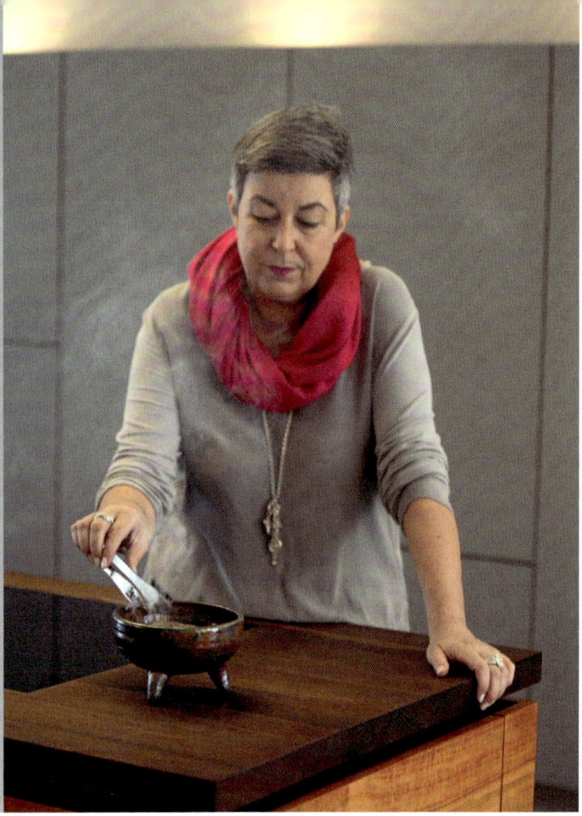

Für jedes Ritual wesentlich: eine klare Absicht, ein konzentrierter Geist und das Herz auf Dank und Würdigung ausgerichtet.

ERÖFFNUNG

Ihr Räuchergefäß präparieren Sie in der Küche, um diese als heiligen Raum zu ehren, in dem früher das nie erlöschende Feuer brannte. Abhängig von der Größe Ihrer Räume entzünden Sie eine oder mehrere Räucherkohlen. Nehmen Sie Ihr Gefäß mit und gehen Sie zu Ihrem Hausaltar. Entzünden Sie dort die Kerze. Damit ist das Hausräucherungsritual eröffnet.

Während die Räucherkohle durchglimmt sammeln Sie sich einige Minuten. Schließen Sie die Augen, konzentrieren Sie sich auf Ihren Atem und spüren Sie vor allem die Präsenz Ihres Körpers, indem Sie Ihre ganze Aufmerksamkeit in Ihre Handinnenflächen und die Fußsohlen lenken. Das aktiviert unmittelbar die rechte Gehirnhälfte, die wir für eine erweiterte Wahrnehmungsfähigkeit, ein erhöhtes Bewusstsein und Intuition benötigen. Beginnen Sie mit einigen Sätzen der Würdigung. Die Allgäuer Räucherfrau Marlis Bader hat diese sehr schön formuliert und zusammengefasst. Am wirkungsvollsten sind sie laut ausgesprochen, denn: Worte sind immer auch unmittelbare Wirkung!

Dank, Würdigung und Bitten

- Danken Sie Ihrem Zuhause, dass es Ihrer Familie und Ihnen (Namen nennen) Schutz und Heimat ist.
- Danken Sie den Menschen, die dafür gesorgt haben, dass Sie hier wohnen dürfen. Denjenigen, die das Haus erbaut haben, den Platz zur Verfügung gestellt oder Ihnen vererbt haben. Danken Sie allen Beteiligten, dass dieses Haus hier an diesem Platz entstehen durfte.
- Danken Sie dem Schutzgeist, Hausgeist, dem Genius loci für diesen schönen Ort.
- Danken Sie den Naturwesen, dass sie diesen Platz zur Verfügung gestellt haben.

Anerkennung und Heilung

Wenn in alten oder belasteten Objekten noch quälende Erinnerungen spürbar sind und schmerzhafte Schicksale ihren Lauf nahmen, dann ergänzen Sie Folgendes: Danken Sie den Menschen, die hier gelebt und ihr Schicksal hatten. Die so zu den Vorfahren dieses Anwesens geworden sind. Tun Sie das ohne jegliche Bewertung. Würdigen Sie all das Geschehene, die vergangenen Ereignisse, die hier in bewusster und unbewusster Vorzeit stattgefunden haben. Bitten Sie darum, dass sich alles Schmerzende, was noch gebunden und erstarrt ist, jetzt lösen und zum Ursprung zurückkehren darf, um dort in die Befriedung und Heilung gehen zu können.

Auf diese Art und Weise kann der Ort frei werden, und gebundene Energien können wieder zu fließen beginnen. Emotionale Reaktionen der aktuellen Bewohner machen oft sichtbar, was gerade geschieht. So fließen bei ihnen Tränen, und Traurigkeit über negative Ereignisse ist zu spüren. Betrachten Sie dies als eine Art Altlast, die jetzt durch die Menschen hinausdrängt, in Richtung Lösung geht bzw. neutralisiert wird. Sollte es zu solchen Momenten kommen, dann warten Sie am besten einfach ab, bis sich die Situation beruhigt hat. Wichtig ist, auch hier nicht zu interpretieren oder zu bewerten. Denn beides führt nicht zu einem geleerten energetischen Zustand, sondern nur dazu, dass sich unser Geist und der Raumspeicher neu mit Belastungen füllen und mit Phantasien und Themen, die für das zukünftige Geschehen nicht relevant sind, sondern eher zu neuen Problemen führen.

Wichtig an dieser Vorgehensweise ist, dass das Geschehene gesehen und anerkannt wird und die innere Ausrichtung auf Hingabe und Vergebung zielt. Egal um was es geht und welche Themen und Ereignisse für Sie spürbar und wahrnehmbar sind: Wählen Sie im Umgang damit am besten inmer die Worte und Ansprache, die aus Ihrem Seeleninneren kommen.

DURCHFÜHRUNG

Im Haus

Gehen Sie von Ihrem Hausaltar, der sich in der Küche befinden kann, zum Haus- oder Wohnungseingang. Dort überschreiten Sie die Türschwelle in Ihre Räume ganz bewusst, begrüßen diese und konzentrieren sich ganz auf Ihre Absicht. Sehr hilfreich ist übrigens, innerlich nicht ausschließlich in eine Haltung des »Vertreibens« und »Loswerdens« zu gehen, sondern sich bewusst zu machen, dass mit Rauch und Duft bestimmte Energien nun genährt und dadurch gesehen und anerkennt werden. Dieser milde Blick erleichtert es ihnen, sich zu lösen und in Frieden gehen zu können. Räuchern Sie nun alle Zimmer aus. Das kann im Uhrzeigersinn geschehen: Das unterstützt den Aufbau eines Kraftfeldes. Oder gegen den Uhrzeigersinn: So wird das Kraftfeld abgebaut. Sie müssen sich aber gar nicht zwingend am Uhrzeigersinn orientieren. Viel wichtiger als die äußere Form ist die innere Haltung, die Heilkräfte eines Systems aktivieren zu wollen. Damit stoßen Sie aktiv eine Veränderung an.

Beginnen Sie an der Haustür. Sie ist die Schwelle in Ihren persönlichen Bereich.

Fächeln Sie den Rauch immer von unten nach oben in die Ecken, Kanten und Vorsprünge. Das geht am besten mit einer Feder. Sie verkörpert außerdem das Element Luft und passt somit perfekt. Wenn Sie ein mehrstöckiges Haus ausräuchern, gehen Sie von der Küche erst in den Keller, dann in das Erdgeschoss, dann in den 1. Stock usw. Zum Schluss kommt das Dachgeschoss. Wenn Sie weitere Kohlen benötigen, bereiten Sie diese einfach wieder in der Küche vor. Im Anschluss daran machen Sie dort weiter, wo sie aufgehört haben.

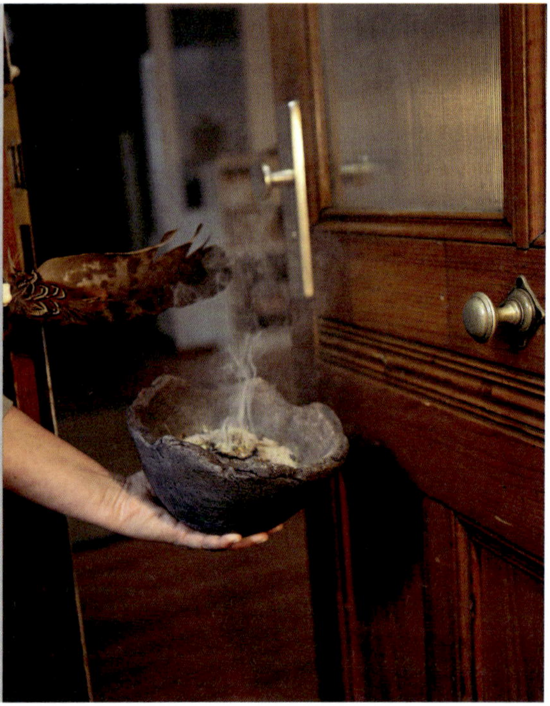

Achten Sie darauf, dass sich immer Rauch entwickelt, denn nur der bringt den reinigenden Effekt. Sobald das Räucherwerk verbrennt, was oft schon nach wenigen Minuten der Fall ist, schieben Sie es mit der Zange von der Kohle. Dann legen Sie erneut Räucherwerk nach. Die verbrauchte Räuchermischung können Sie bei Bedarf in einer extra Schale entsorgen und am Ende der Natur übergeben.

Beenden der Hausräucherung: Am Schluss legen Sie weiteres Räucherwerk nach und drehen noch eine Runde ums Haus oder im Garten – falls vorhanden und möglich. Bege-

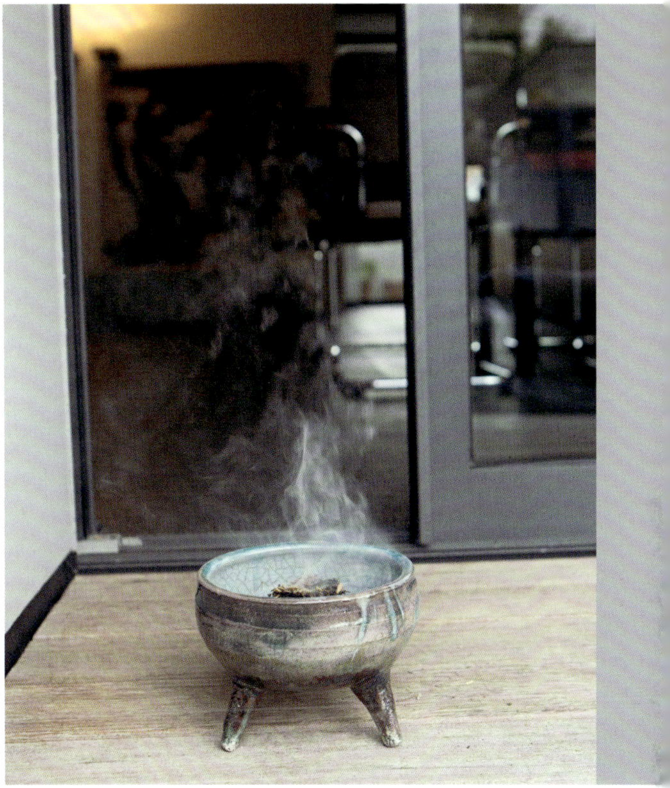

Auch Balkon und Terrasse sollten in die Räucherung miteinbezogen werden.

ben Sie sich danach zu Ihrem Hausaltar. Danken Sie – möglichst laut – allen unterstützenden Kräften und Symbolen. Sie können Ihre Symbole direkt in den Rauch halten, um diese ebenso von allen gesammelten Energien zu reinigen. Formulieren Sie wieder laut, dass das Ritual nun beendet ist und löschen Sie die Kerze. Jetzt werden noch die Gegenstände bzw. Symbole auf dem Altar geräuchert. Damit werden sie befreit von ihrer symbolischen Aufgabe. Wenn darunter auch ein Stein für eine aktuelle Schwierigkeit war, danken Sie diesem, dass er sie getragen hat.

Die Kohle nie unter fließendem Wasser löschen! Feuer und Wasser sollte nicht auf diese Art in Verbindung gebracht werden. Besser ist es, die Kohle mit Sand zu bedecken, dann hört sie auf zu rauchen. Oder Sie stellen das Gefäß einfach raus, die »kleinen Leute«, die Naturwesen, freuen sich.

In Mietobjekten

So unterschiedlich wie wir Menschen sind, so unterschiedlich sind unsere Bedürfnisse in Sachen Schutz. Von den einen vernehmen wir, dass Durchlässigkeit besser sei als Schutz. Denn unter jeder schützenden Glocke stauen sich Energien, die durch unser System durchlaufen und losgelassen werden wollen, für die wir eine Art Vehikel sind. Von anderen hören wir, dass Schutz vor ungewünschten Anhaftungen unabdingbar ist. Hier möge jeder für sich prüfen, was ihm passend erscheint. Das ist in etwa vergleichbar mit Gartenarbeit: Der eine braucht unbedingt Handschuhe, weil sich jedes Erdkrümelchen unangenehm in der Haut festsetzt. Der andere wühlt mit Begeisterung und Genuss in der puren Erde und genießt den direkten Kontakt. Egal wie, es stehen diverse Möglichkeiten zur Verfügung:

- **Vor der Räucherung:** Sie können eine Lichtkugel visualisieren, die sich um Ihren Körper ausbreitet und die ganze Aura durchdringt. Haben Sie den Eindruck einer besonders starken Bedrohung oder möglichen Anhaftung ausgesetzt zu sein, dann kann die Außenhülle der Lichtkugel mit einer Art Lichtschuppen verstärkt werden, die man sich wie Tannenzapfen vorstellen kann. Auch blaues Licht wirkt überaus schützend.

- **Nach der Räucherung**: Wenn der Eindruck vorherrscht, es haften bereits unangenehme Energien an Ihnen, dann räuchern Sie sich mit den Samen der Angelika ab. Diese können auch mit der Angelikawurzel gemischt werden. Vermeiden Sie es, innerlich mit sich zu »schimpfen«, weil Sie sich für unaufmerksam halten oder nicht stark genug. Das ist hier völlig fehl am Platz. Gehen Sie einfach Ihrem inneren Bedürfnis nach und sorgen Sie gut für sich! Wir wissen eben nicht, mit welchen Energien oder Wesenheiten wir es zu tun bekommen. Bei Letzteren treffen wir auf Sympathische und Unsympathische, auf angenehme und unangenehme Charaktere, ganz wie im diesseitigen Leben auch. Und viele dieser Wesenheiten warten auf uns, um sich auf den Weg in die für sie nun vorgesehene Energieebene zu machen. Dafür benötigen sie unsere Hilfe und Unterstützung.

Weißer Salbei oder Angelikawurzel und -samen helfen bei energetischen Anhaftungen nach einer Hausräucherung.

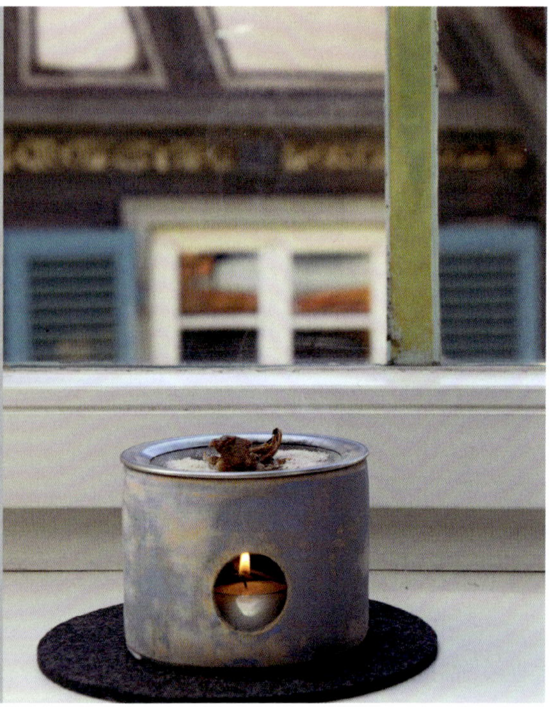

- **Bedürfnisse der Mitbewohner respektieren:** Wenn Sie in Ihrer gemieteten Wohnung eine reinigende Räucherung machen, dann beschränken Sie sich auf Ihre Räume. Es müssen nicht zwingend Informationen von den Vormietern vorliegen. Wenn Sie jedoch etwas wissen, dann vergleichen Sie doch mal, ob Ihre energetischen Wahrnehmungen übereinstimmen mit dem, was Ihnen bekannt ist.

Für Gemeinschaftsräume wie Treppenhaus, Waschküche, Fahrradraum benötigen Sie die Zustimmung der anderen Mieter. Fragen kostet ja bekanntlich nichts. Wenn Ihre Idee auf keine Gegenliebe stößt, dann können Sie zu-

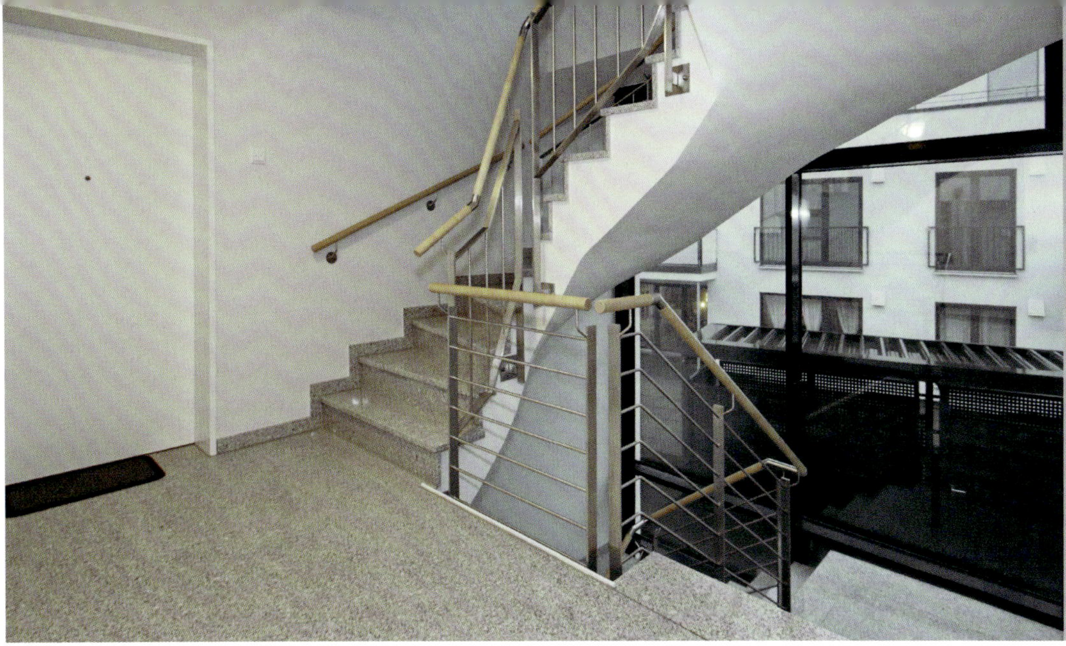

mindest Licht in diesen Räumen visualisieren oder mal mit einem energetisierenden Raumspray die Stimmung optimieren. Wichtig ist jedoch den anderen Mietparteien nicht die eigenen, wenn auch gut gemeinten Visualisierungen und Energien überzustülpen. Ich lege Ihnen sehr ans Herz, dies zu berücksichtigen. Jeder Mensch macht aus seinen ganz individuellen, spirituellen Gründen seine ganz eigene Wohnerfahrung. Dies gilt es zu respektieren. Unsere eigenen Grenzen sind wichtig und wir dürfen uns gerne darin üben, sie immer wieder (neu) zu setzen. Genauso wichtig sind aber auch die Grenzen anderer, die wir unbedingt respektieren sollten. Es hilft ungemein, während einer Räucherung die Absicht laut in Richtung Nachbarschaft auszusprechen, dass deren Lebensweise gewürdigt und akzeptiert wird. Wenn Sie die Worte wirklich spüren, dann sind sie wahrhaftig und es kann sich etwas ins Positives verändern.

Unliebsame Nachbarn lassen sich zwar nicht einfach »wegräuchern«, das Akzeptieren der Andersartigkeit kann aber unterstützt werden.

LÜFTEN

Achten Sie darauf, was Sie während der Räucherung wahrnehmen. Vielleicht haben Sie den deutlichen Eindruck, dass bereits während der Räucherung gelüftet werden sollte, weil etwas aktiv rausdrängt oder damit Sie die losgelösten, alten Energien aktiv und möglichst schnell abziehen lassen können. Manchmal ist es jedoch besser, den Rauch einige Zeit in den Räumen wirken zu lassen und erst am nächsten Tag oder nach einigen Stunden kräftig zu lüften. Spüren Sie in sich hinein, nehmen Sie Kontakt zu dem Raum auf: Was braucht er?

GUTE VORBEREITUNG UND SINNVOLLE NACHPFLEGE

MEHR ALS BEIWERK

Klanginstrumente und CDs

Besonders hartnäckig verhaftete Energien brauchen manchmal eine besondere Aufforderung. Klangschalen, Zimbeln, Trommeln oder in die Hände klatschen können durch ihre Klangwellen sehr starre Energiefelder in Bewegung bringen. Um diese Art von Klängen zum Einsatz zu bringen sollten Sie zu zweit sein. Oder Sie machen zwei Durchgänge: Erst mit einem Klanginstrument, dann mit der Räucherung. Einfacher sind CDs mit speziellen Klängen für die Raumklärung (Bezugsquellen siehe S. 120), denn diese lassen sich während der Räucherung ganz entspannt abspielen.

Pflanzenwasser und Raumspray

Früher nutzte man geweihtes Wasser, heute ist es oft »informiertes« Wasser, nämlich aufgeladen mit der Information des Pflanzenwesens – was im Grunde auch eine Art der Weihung und Segnung ist. Diese Essenzen aus Blüten, Samen oder anderen Pflanzenteilen unterstützen die Absichten während oder nach der reinigenden Räucherung. Schafgarbe als Blütenessenz hat beispielsweise immer eine ausgleichende, harmonisierende Wirkung. Arnika lässt Heimat finden und die Kamille Geborgenheit spüren. Andere, sogenannte Seelenessenzen, tragen eine Willkommensbotschaft in die Räume. Sie werden gleich nach der reinigenden Räucherung oder zusammen mit der segnenden Räucherung angewendet.

Nach der Reinigung: Segnende Räucherung

Ist die reinigende Räucherung und das ausführliche Lüften abgeschlossen, kann man Unterschiedliches unmittelbar danach oder auch im Abstand von einigen Tagen durchführen.

- **Fingerabdruck der eigenen Seele:** Das entstandene »Vakuum« lädt sich nach und nach mit der eigenen Energie und positiven Ausstrahlung auf. Dafür muss nichts getan werden, außer sich selbst eine Wohl-

POSITIVE ATMOSPHÄRE UND GUTE GEDANKEN

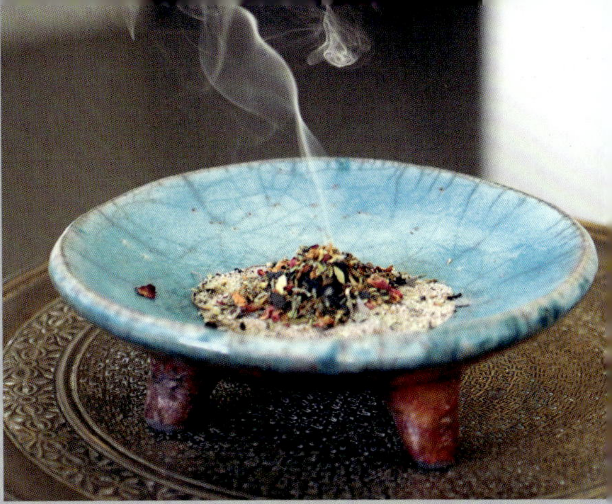

Herzöffnung
1 Teil Styrax, 1 Teil Sandelholz, ½ Teil Vanille, 1 Teil Lavendel, 1 Teil Rosenblüten, 2 Teile Damiana, 1 Teil Myrte, ½ Teil Linaloeholz

Sonnenstunden
2 Teile Mariengras, 1 Teil Palo Santo Holz, 2 Teile Zitronenschale, 1 Teil Mädesüß, 2 Teile Duftpelargonie

Wohlfühlzeit
½ Teil Sandarak, 1 Teil Melisse, 1 Teil Majoran, 1 Teil Johanniskraut, ½ Teil Moxakraut, ½ Teil Bernstein, 1 Teil Lavendel

Rosenmeer
3 Teile Rosenblüten, 1 Prise Nelken, 2 Teile Mädesüß, 2 Teile Balsam-Pappel, 1 Teil Patchouliblätter, 1 Prise Muskatnuss, 1 Teil Labdanum

Lebensfreude
2 Teile Kakaoschale, 1 Teil Tonka, 1 Teil Kardamom, 1 Teil Opoponax, 2 Teile Damiana, 1 Teil Königskerze, 1 Teil Mastix

Hier daheim
1 Teil Eisenkraut, 1 Teil Weidenrinde, 2 Teile Lindenblüten, 2 Teile Mädesüß, 1 Teil Rosenblüten, 1 Teil Duftpelargonie, 1 Teil Palo-Santo-Holz

fühlatmosphäre zu schaffen und in freundlichem Austausch mit seinen Räumen zu sein. Begrüßen Sie Ihr Zuhause doch mal laut und deutlich, wenn Sie heimkommen!

- **Heilkerze, Segenssprüche und Affirmationen:** Nehmen Sie eine weiße Kerze oder eine Kerze, die für Sie eine bestimmte Botschaft hat und gehen Sie durch alle Räume. In jedem Raum bitten und wünschen Sie sich nun die Energie herbei, die der Funktion des Raumes entspricht. In der Küche können Sie beispielsweise um immer gutes Genährtsein und die Basis für Gesundheit bitten, in Ess- und Wohnraum für Austausch, soziale Beziehungspflege, Geselligkeit, im Schlafzimmer für erholsamen Schlaf und das Gedeihen der körperlichen Liebe, im Arbeitszimmer um eine gute Auftragslage, Kreativität und Erfolg. Vielleicht begleitet Sie seit Langem ein bestimmtes Gebet oder ein Mantra, dann geben Sie genau dieses ebenfalls in den Raum.
- **Segnende Räucherung:** Dafür stehen alle Möglichkeiten einer Räucherung zur Auswahl, wie mit Kohle, Stövchen oder Räucherstäbchen. Räucherstoffe wie Süßgras, Alantwurzel, Rosenblüten und Styrax ha-

ben eine herzöffnende, schützende Wirkung und eignen sich ganz wunderbar, um die Räume nach der Reinigung zu energetisieren. Das Stövchen einfach einige Zeit mit dem Räucherwerk im Raum stehen lassen und dann in den nächsten tragen. Räucherstäbchen und -kegel

UNTERSTÜTZENDES	WIRKUNG	ANWENDUNG
Klänge wie die der CD »Erd-Resonanzen«	Hebt die Raumschwingung, harmonisiert Körper und Geist	Während und nach einer Hausräucherung
Klänge wie die der CD »Klinge Mensch« (CD 2)	CD 2 enthält Lichtklänge zur Raumklärung und zur Aktivierung spezieller Eigenschaften wie Kommunikation, Entscheidungskraft, Ideenumsetzung, Strukturbildung, kreatives Denken, Durchhaltevermögen, Genauigkeit im Tun, Denkkraft, Intuition	Während einer Hausräucherung abspielen, immer dann, wenn eine bestimmte Qualität im Raum verstärkt werden soll
Allgäuer Blütenessenzen wie Arnika und Kamille	Arnika lässt uns Heimat finden, und Kamille sorgt für ein Gefühl der Geborgenheit	Als Raumspray nach einer Hausräucherung einsetzen oder dort, wo Sie sich am häufigsten aufhalten, regelmäßig versprühen
Usmalda Seelenessenz »Inneres Kind«	Bei Trennung, Trauer, Abschied, Tod kann diese Seelenessenz die inneren Wunden trösten und die seelischen Heilungskräfte stärken	3–4 Tage nach einer Hausräucherung. Geben Sie 1 TL einer Räuchermischung, deren Duft Ihnen gut tut, auf ein Räucherstövchen. Befeuchten Sie die Mischung mit ca. 3 Tropfen der Essenz aus der Pipette
Usmalda Seelenessenz »Willkommen sein«	Schafft bei einem Umzug eine Atmosphäre des Willkommenseins und des Ankommens in den neuen Räumen, auch an einem neuen Arbeitsplatz	3–4 Tage nach einer Hausräucherung. Geben Sie 1 TL der Räuchermischung »Hier daheim«oder eine Mischung Ihrer Wahl auf ein Räucherstövchen. Befeuchten Sie die Mischung mit ca. 3 Tropfen der Essenz aus der Pipette
Usmalda Seelenessenz »Vereinigung«	Nach einer Trennung, auch bei anderen Verlusten wie z. B. dem Arbeitsplatz. Kann helfen, abgespaltene Themen und Seelenanteile zu integrieren und sich einem neuen Lebensabschnitt zu öffnen. Auch, um Räume für eine neue Partnerschaft vorzubereiten	3–4 Tage nach einer Hausräucherung. Geben Sie 1 TL einer Räuchermischung, deren Duft Ihnen gut tut, auf ein Räucherstövchen. Befeuchten Sie die Mischung mit ca. 3 Tropfen der Essenz aus der Pipette

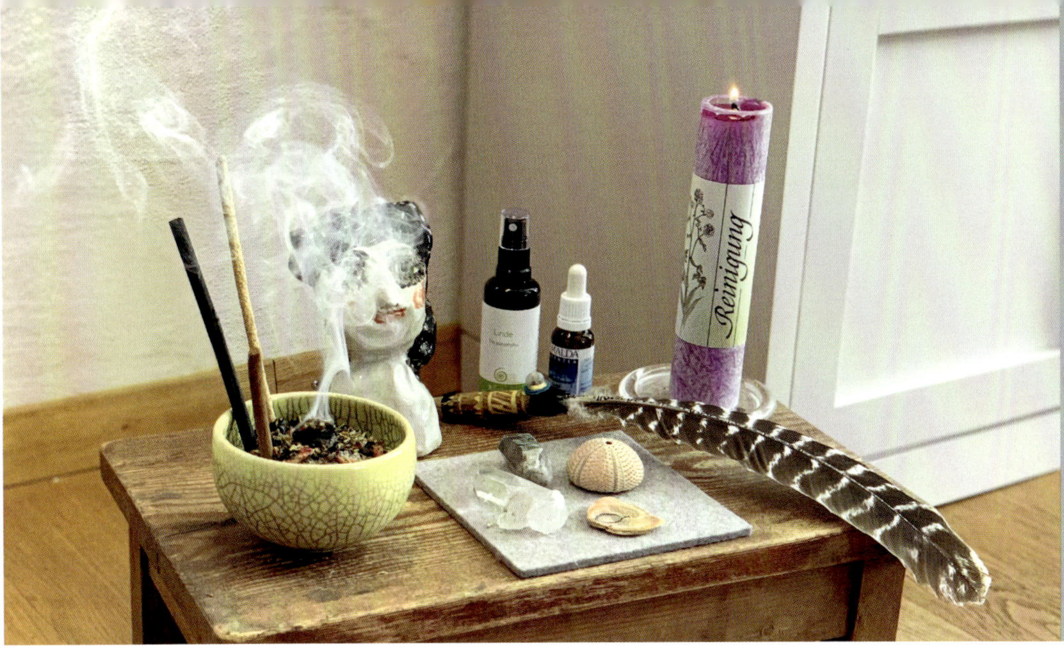

Der Hausaltar unterstützt dank seiner Symbolkraft die geistige Konzentration und nährt die Seele.

aus Palo Santo verströmen einen wahrhaft betörenden Duft und tragen besonders den segnenden Aspekt in sich. Nebenbei bemerkt eignen sich diese auch ideal, um den Kleiderschrank auf völlig natürliche Weise zu »parfümieren« – im Gegensatz zu künstlichen, gesundheits- und umweltschädigenden Wäschesprays.

- **Renaissance des Hausaltars:** Einstens eine Selbstverständlichkeit ist dieser schöne Brauch heute nahezu verschwunden. Im Alpenraum treffen wir noch den »Herrgottswinkel« an, der jedoch mit dem leidenden Jesus am Kreuz auch keine Freude aufkommen lässt. Warum also die ursprüngliche Tradition nicht wieder aufnehmen und aus dem kleinen Hausräucherungsaltar eine Dauereinrichtung machen, indem wir ihn umwidmen? Der Begriff Altar hat zugegebenermaßen eine kirchliche Anmutung. Im Ursprung bedeutet es jedoch nichts anderes, als dass wir eine Stelle auserkoren haben, an der seelische Bedürfnisse wie Wünsche, Bitten, Schutz und Segen mit Hilfe von Symbolen sichtbar gemacht werden. Jahreszeitlich dekoriert repräsentiert er sogar die acht Jahreskreisfeste. Suchen wir also einen kleinen Platz in unseren Räumen – die Mutigen tun das auch im Büro – der zum Fokus für Geist und Seele wird. Von einer Räucherung begleitet versenken wir uns in den inneren Seelenraum, zentrieren und sammeln uns, um erholt und gestärkt wieder aufzutauchen. Das benötigt keine Vorbereitung und der Zeitbedarf von ca. 15 Minuten ist wahrlich überschaubar. Die Wirkung begleitet den Alltag jedoch langfristig und verstärkt sich sogar, je regelmäßiger wir die Räucherung wiederholen.

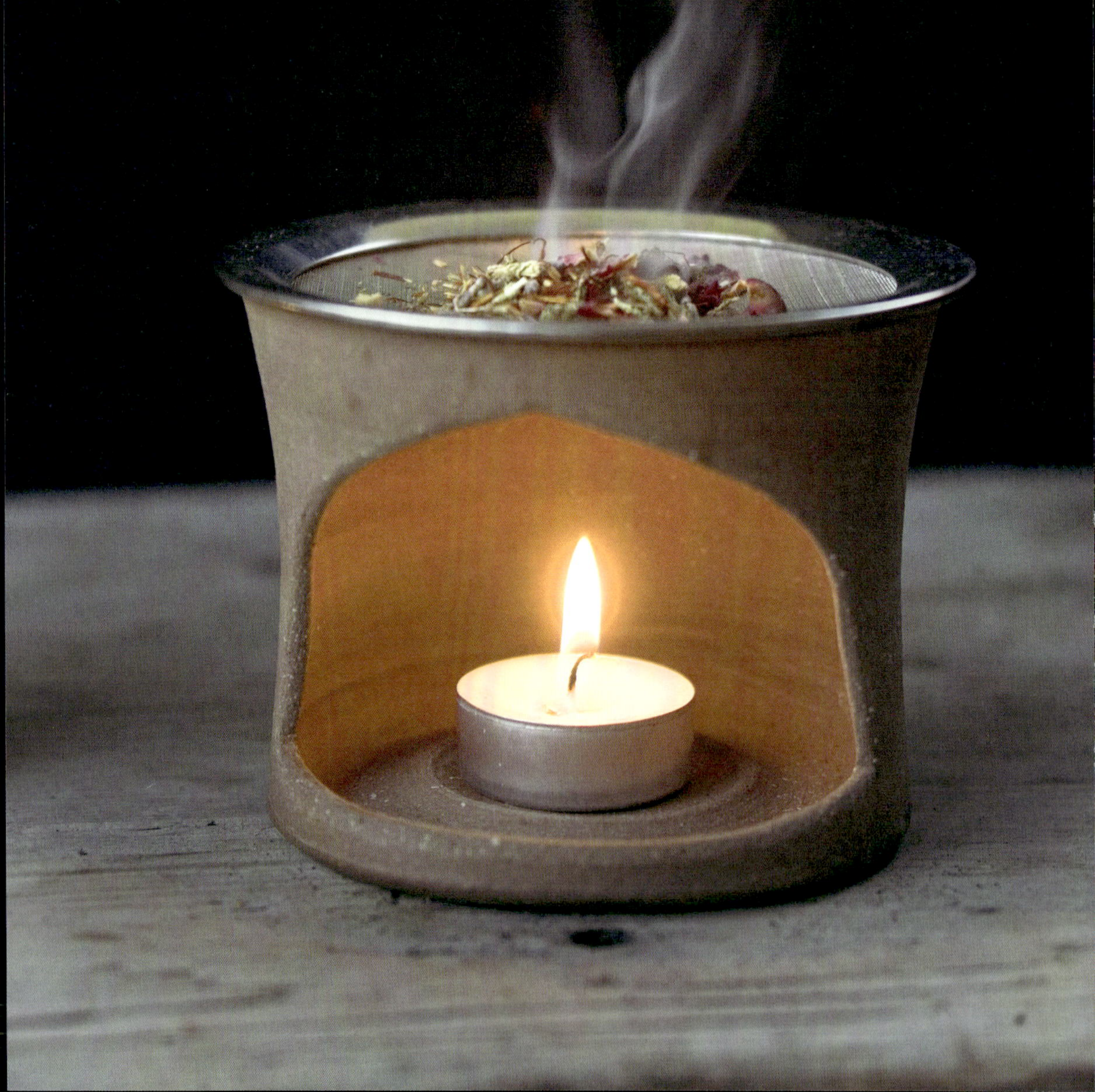

Zu guter Letzt

Was für den Körper gilt, gilt auch für unsere Räume. Denn so wie der Volksmund weiß, dass für »jedes Zipperlein ein Kraut gewachsen ist«, öffnet die Natur auch für eine rituelle Hausräucherung ihre Schatzkiste. Ob heimisch und vor der Haustür selbst gesammelt oder Harze aus fernen Ländern – in ihrem Zusammenwirken sind Räucherstoffe von unschätzbarem Wert.

BASISMISCHUNG FÜR EINE REINIGENDE RÄUCHERUNG

Weihrauch, Kampfer, Weißer Salbei, Lorbeerblätter, Beifuß, Bernstein, Wacholder: Diese 7 Räucherstoffe sind die wichtigsten, die bei einer reinigenden Hausräucherung eingesetzt werden. Wie immer sollte auf die Qualität und beispielsweise beim Weihrauch auf Naturreinheit geachtet werden, also keine bunt gefärbten und synthetisch parfümierten als »Kirchenweihrauch« bezeichnete Räucherware zum Einsatz kommen. Das wäre geradezu kontraproduktiv, denn so würden wir Schadhaftes in unseren Räumen hinterlassen anstatt zu reinigen.

Auch wenn Sie nicht alle dieser Stoffe vorrätig haben sollten, ist eine reinigende Räucherung möglich. Nehmen Sie einfach zwei oder drei der oben genannten bzw. nehmen die, die Sie haben. Es ist immer besser, eine reinigende Räucherung zu machen, die nicht ganz dem Schema entspricht, als ganz darauf zu verzichten, in dem Glauben, man habe gerade nicht alle notwendigen Räucherstoffe zur Hand. Es geht nicht um die perfekte Mischung, sondern um das Räuchern an sich und Ihre persönliche Absicht dahinter. Ein Tipp für alle, die den Weihrauchduft nicht mögen: Sie können diesen ersetzen mit Sandarak, Copal Manila, Dammar oder mit dem sehr reinigenden Zirbenharz. Diesen Räucherstoffen können Sie je nach Belieben, Verfügbarkeit, gewünschter Räucherabsicht oder wahrgenommener Atmosphäre Folgende hinzufügen:

- Königskerzenblüten, Johanniskraut, Garten-Salbei, Reinfarn, Ysop, Präriebeifuß, Meisterwurz, Angelikawurzel und -samen.
- Lavendel als »Alleskönner« passt immer, egal welche sonstige Kombination gewählt wird, da dieser nicht nur reinigend, sondern auch sehr ausgleichend und harmonisierend wirkt.

Vertrauen Sie auf Ihre Intuition. Sie ist in allen Situationen und Lebenslagen der beste Wegweiser für Ihre persönliche Hausräucherungsmischung. Auch die Experimentierfreude ist eine gute Begleiterin, denn gerade ungewohnte Räucherstoffkombinationen können Ihr persönliches Thema perfekt widerspiegeln.

GEEIGNETE RÄUCHERSTOFFE NACH DER REINIGUNG

Im Anschluss an eine reinigende Räucherung kann – muss jedoch nicht – eine weitere Räucherung durchgeführt werden, mit der die Räume mit positiven Gedanken und Segen aufgeladen werden. Nicht alle Menschen haben das Bedürfnis, ihre Räume gleich wieder »aufzuladen«, sondern sie gehen davon aus, dass sie ihre Räume jetzt ganz mit ihrer eigenen Seelenenergie füllen. Prüfen Sie für sich, was sich am besten anfühlt.

Räucherstoffe, die sich für ein schönes Wohlgefühl, eine positive Atmosphäre, gute Gedanken und Segen eignen, sind: Alantwurzel, Storax, Myrrhe, Jasminblüten, Jatoba, Sandarak, Mastix, Rosenblüten, Süßgras (Mariengras), Lemongras, Waldmeisterkraut, Tonkabohne, Zimtblüte sowie Zitronen- und Orangenschalen. Auch dies ist keine vollständige Aufzählung, sondern nur eine kleine Auswahl der wichtigsten Räucherstoffe für diese Absicht bzw. Wirkung. Schauen Sie auch hier, was Ihr Vorrat hergibt. Nicht die Vollständigkeit macht die Wirkung, sondern die Aktivierung Ihrer Intuition und Ihrer inneren Stimme und Ahnung. Für das Mischungsverhältnis gilt: Wenn Sie auf der Kohle räuchern, dann darf der Harzanteil höher sein als der Anteil der Kräuter. Beim Räuchern auf dem Stövchen gilt als einfache Faustregel: 1/3 Harzanteil, 2/3 andere Räucherstoffe wie Kräuter, Hölzer oder Wurzeln.

Wenn Sie den Eindruck haben, dass Ihre Räuchermischung zu schnell verglimmt, dann streuen Sie auf die Kohle eine dünne Schicht Sand. Verwenden Sie allerdings keinen Vogelsand, da dieser Zusatzstoffe enthält. Die Sandschicht dämpft die starke Hitze der Kohle und das Räucherwerk verdampft langsamer. Beim Stövchen können Sie eine kleine Metallscheibe – im Räucherhandel erhältlich – auf das Sieb legen, um zarte Räucherstoffe vor zu großer Hitze zu schützen und gleichzeitig das Verkleben des Siebes beim Verräuchern von Harzen zu vermeiden.

Wenn Sie einen Raum aufladen wollen, legen Sie die Mischung Ihrer Wahl auf und lassen das Stövchen für 1/2 bis eine Stunde im Raum stehen. Machen Sie das jedoch erst nach dem Lüften oder sogar erst ein paar Tage nach Ihrer reinigenden Räucherung, wenn Sie nochmal in Ihre Räume reingespürt haben.

RÄUCHERWERK FÜR EINE REINIGENDE HAUSRÄUCHERUNG UND FÜR EINE WOHLFÜHLATMOSPHÄRE DANACH

RÄUCHERWERK	WIRKUNG	VERWENDETE PFLANZENTEILE	KANN GEMISCHT WERDEN MIT*
Alant *Inula helenium*	Segnend +++ Herzöffnend +++ Reinigend +	Wurzeln	Rosenblüten, Storax
Angelika (Echte Engelwurz) *Angelica archangelica*	Reinigend ++ Schützend +++	Samen, Wurzeln	Salbei (Weißer, Garten-), Lavendel, Fichte, Kiefer, Zirbe, Weihrauch, Kampfer, Eukalyptus
Asant *Ferula assa-foetida*	Reinigend +++ Schützend +++	Harz	Weihrauch, Kampfer, Angelikawurzel, -samen, Eisenkraut
Baldrian *Valeriana officinalis*	Schützend +++ Abwehrend +++	Wurzel	Eberraute, Rainfarn, Dost, Kampfer, Johanniskraut, Mastix
Beifuß *Artemisia vulgaris*	Reinigend +++	Kraut	Weihrauch, Lavendel, Lorbeer, Bernstein, Königskerze, Sandarak, Lavendel, Meisterwurz, Angelika, Weißer Salbei
Benzoe Siam *Styrax tonkinensis*	Segnend +++ Herzöffnend +++	Harz	Alant, Rosenblüten, Ringelblume, Kardamom, Vanille
Bernstein Succinit	Reinigend ++ Ausgleichend ++	Harz	Weihrauch, Lavendel, Weißer Salbei, Lorbeer, Königskerze, Sandarak, Lavendel, Meisterwurz, Angelika
Copal Manila *Agathis dammara*	Reinigend ++ Desinfizierend ++	Harz	Weißer Salbei, Meisterwurz
Dammar, weiß *Vateria indica*	Reinigend ++ Atmosphäre entspannend +++	Harz	Königskerze, Alantwurzel, Johanniskraut, Sandarak
Drachenblut *Dracaena* spp.	Reinigend +++ Schützend +++	Harz	Weihrauch, Mastix, Lorbeer, Weißer Salbei, Fichte, Kiefer, Bernstein
Eichenmoos *Evernia prunastri*	Altes lösend ++ Erdend+++ Beruhigend+++	Flechte	Weihrauch, Myrrhe, Weißer Salbei
Eisenkraut *Verbena officinalis*	Reinigend +++ Schützend ++	Kraut	Asant, Weihrauch, Kampfer, Erdrauch
Elemi *Canarium* spp.	Reinigend + Erfrischend +++	Harz	Zitronenschale, Lemongras, Wacholder, Fichtennadeln

RÄUCHERWERK	WIRKUNG	VERWENDETE PFLANZENTEILE	KANN GEMISCHT WERDEN MIT*
Erdrauch *Fumaria officinalis*	Reinigend +++ Schützend ++	Kraut	Eisenkraut, Asant, Weihrauch, Kampfer
Eukalyptus *Eucalyptus* spp.	Reinigend ++ Schützend ++ Desinfizierend ++	Blätter, Rinde	Kampfer, Minze, Weihrauch, Lorbeer
Fichte *Picea abies*	Reinigend ++ Alte Wunden schließend +++	Harz, Nadeln	Salbei (Weißer, Garten-), Thymian, Rosmarin, Kiefer, Weihrauch, Bernstein, Lorbeer, Eisenkraut, Eichenmoos, Drachenblut
Frauenmantel *Alchemilla vulgaris*	Schützend +++	Kraut	Süßgras, Myrrhe, Opoponax, Vanille
Ingwer *Zingiber officinalis*	Desinfizierend +++	Wurzel	Weihrauch, Thymian, Wacholder, Zitronenschale
Jatoba *Hymenaea* spp	Reinigend ++ Stimmungsauf-hellend +++	Harz	Mastix, Zitrone, Lemongras
Jasmin *Jasminum officinale*	Stimmungs-aufhellend +++ Besänftigend +++ Öffnend+++ Zweisamkeit stärkend +++	Blüten	Rose, Ringelblume, Tonka, Alantwurzel
Kampfer *Cinnamomum camphora*	Reinigend +++ Desinfizierend +++	Harz	Bernstein, Lorbeer, Lavendel, Weihrauch, Beifuß, Eukalyptus
Königskerze *Verbascum densiflorum*	Reinigend ++ Atmosphäre entspannend +++	Blüten	Johanniskraut, Sandarak, Rainfarn
Labdanum	Wärmend+++ Erdend+++ Tröstend+++ Schützend+++ Umhüllend+++	Harz	Myrrhe, Weihrauch, Rosenblüten, Sandelholz, Lavendel
Lavendel *Lavandula angustifolia*	Reinigend ++ Desinfizierend + Harmonisierend +++	Kraut, Blüten	Passt zu allen Räucherstoffen, die reinigend, harmonisierend wirken.

RÄUCHERWERK	WIRKUNG	VERWENDETE PFLANZENTEILE	KANN GEMISCHT WERDEN MIT*
Lemongras *Cymbopogon citratus*	Erfrischend +++ Stimmungs-aufhellend +++ Erheiternd +++	Kraut	Elemi, Zitronenschale, Dammar, Sandarak
Linde *Thilia* spp.	Segnend +++ Harmonisierend +++	Blüten	Palo Santo-Holz, Zeder, Lavendel, Süßgras
Lorbeerblätter *Laurus nobilis*	Reinigend +++ Gerüche neutrali-sierend +++ Keimtötend +++	Blätter	Weihrauch, Weißer Salbei, Kampfer, Angelikawurzel und -samen, Meisterwurz
Mastix	Erfrischend +++ Stimmungs-aufhellend +++ Nach und während Krankheit +++	Harz	Sandelholz, Thymian, Wacholder
Meisterwurz *Peucedanum ostruthium*	Reinigend +++ Segnend ++ Energetisierend +++	Wurzel	Weihrauch, Weißer Salbei, Kampfer, Angelikawurzel und -samen, Lorbeer, Lavendel, heimische Kräuter
Minze *Mentha* spp.	Ungeziefer und Motten abweh-rend +++ Reinigend +	Kraut	Thymian, Rosmarin, Kampfer, Menthol, Lemongras
Moxakraut *Artemisia douglasiana*	Reinigend ++ Harmonisierend ++	Kraut	Bernstein, Weihrauch, Salbei (Weißer, Garten-)
Myrrhe	Entspannend +++ Beruhigend +++ Erdend+++ Gefühle fördernd +++	Harz	Weihrauch, Sandelholz, Johannis-kraut, Alant, Rose, Ringelblume
Nelkenblüte *Syzygium aromaticum*	Reinigend ++ Gerüche neutrali-sierend +++	Frucht	Lorbeer, Weißer Salbei, Weihrauch, Sandelholz
Orange (bio)	Stimmungs-aufhellend+++ Erheiternd+++	Schale	Süßgras, Thymian, Rosmarin, Lavendel, Myrrhe, Weihrauch
Palo Santo *Bursera graveolens*	Segnend +++ Schützend +++ Positive Atmosphäre +++	Holz	Myrrhe, Weihrauch, Zimtblüte, Nelkenblüte
Präriebeifuß *Artemisia tridentata*	Reinigend +++ Segnend +++	Kraut	Weihrauch, Eukalyptus, Zypresse, Wacholder, Copale

RÄUCHERWERK	WIRKUNG	VERWENDETE PFLANZENTEILE	KANN GEMISCHT WERDEN MIT*
Salbei, weiß *Salvia apiana*	Reinigend +++ Gerüche neutrali- sierend +++	Blätter, Stängel	Lavendel, Weihrauch, Kampfer, Bernstein, Lorbeer
Styrax/Storax *Liquidambar* spp.	Segnend +++ Herzöffnend +++	Harz, Rinde	Lavendel, Rose, Alantwurzel
Süßgras (Mariengras) *Hierochloe odorata*	Segnend +++ Tröstend +++ Schützend +++	Kraut	Tonkabohne, Waldmeister, Alantwurzel, Tonkabohne, Lavendel, Rose, Alantwurzel
Thymian *Thymus vulgaris*	Desinfizierend +++ Reinigend ++ Ungeziefer, Insekten abwehrend +++	Kraut	Rosmarin, Minze, Lavendel, Weißer Salbei, Garten-Salbei, Nelkenblüte
Rainfarn *Tanacetum vulgaris*	Ungeziefer, Insekten abwehrend +++ Abgrenzend +++ Schützend +++	Kraut, Blüten	Weißer Salbei, Garten-Salbei, Weihrauch, Sandarak
Ringelblume *Calendula officinalis*	Zweisamkeit stärkend +++ Segnend ++	Blüten	Rose, Labdanum, Styrax, Tonkabohne, Vanille, Sandelholz
Rose *Rosa damascena*	Segnend +++ Herzöffnend +++	Blüten	Styray, Myrrhe, Opoponax, Guggul, Sandelholz
Rosmarin *Rosmarinus officinalis*	Reinigend ++ Schützend ++ Segnend ++ Loslassend +++	Kraut	Minze, Lavendel, Thymian, Salbei (Weißer, Garten-)
Salbei, Garten- *Salvia officinalis*	Reinigend ++ Abgrenzend +++ Schützend +	Kraut	Weihrauch, Kampfer, Bernstein, Beifuß, Wermut, Moxakraut, Eberraute, Lavendel, Thymian, Rosmarin, Sandarak, Dammar, Mastix, Nelkenblüte
Sandarak	Reinigend +++	Harz	allen reinigenden Räucherstoffen, sehr gut mit den heimischen Kräutern und Wurzeln
Sandelholz, weiss *Santalum album*	Segnend +++ Harmonisierend+++	Holz	Rose, Vanille, Tonkabohne, Myrrhe, Labdanum, Weihrauch
Süßgras (Mariengras) *Hierochloe odorata*	Schützend+++ Wärmend+++ Tröstend+++ Herzöffnend+++ Wohlfühlduft+++	Kraut	Tonkabohne, Orangenschale, Lavendel, Alantwurzel

RÄUCHERWERK	WIRKUNG	VERWENDETE PFLANZENTEILE	KANN GEMISCHT WERDEN MIT*
Tonkabohne *Dipteryx odorata*	Wohlfühlduft+++ Stimmungs-aufhellend+++	Samen	Süßgras (Mariengras), Orange, Zitrone, Sandelholz, Myrrhe
Wacholder *Juniperus communis*	Reinigend +++ Schützend +++ Keimtötend, Desinfizierend +++	Nadeln, Beeren, Holz	Fichtenharz, Weihrauch, Elemi, Thymian, Rosmarin, Copale, Weißer Salbei, Garten-Salbei
Wald-Kiefer *Pinus sylvestris*	Loslassend +++ Segnend +++	Nadeln, Harz	Wacholder, Weißer Salbei, Garten-Salbei, Fichtenharz, Mistel
Waldmeister *Galium odoratum*	Wohlfühlduft+++ Stimmungs-aufhellend +++	Kraut	Süßgras (Mariengras), Alantwurzel, Tonkabohne, Zitronenschale, Zimtblüte
Weihrauch *Boswellia* spp.	Reinigend +++ Keimtötend, Desinfizierend +++	Harz	Passt immer und überall!
Wermut *Artemisia absinthum*	Schützend ++ Loslassend +++ Tröstend bei Abschied und Trauer +++	Kraut	Weißer Salbei, Garten-Salbei, Minze, Thymian, Rosmarin, Sandarak, Zypresse
Ysop *Hyssopus officinalis*	Tröstend bei Abschied und Trauer +++ Reinigend ++	Kraut	Lavendel, Sandelholz, Weißer Salbei
Zeder *Cedrus* spp.	Reinigend ++ Schützend ++	Holz, Harz	Süßgras, Erdrauch, Eisenkraut, Zirbe
Zimtblüte	Wärmend+++ Tröstend+++ Umhüllend+++ Zweisamkeit stärkend +++	Frucht	Süßgras (Mariengras), Orangen- und Zitronenschale, Myrrhe, Rose, Sandelholz, Palo Santo-Holz, Waldmeister
Zirbe *Pinus cembra*	Reinigend +++ Desinfizierend +++	Harz	Thymian, Wacholder, Sandarak, Weihrauch
Zypresse *Cupressus* spp.	Reinigend ++ Desinfizierend ++	Nadeln, Holz, Harz	Holunder, Weihrauch, Zitronenschalen
Zitrone (bio)	Stimmungs-aufhellend+++ Erheiternd+++	Schale	Süßgras, Thymian, Rosmarin, Lavendel, Myrrhe, Weihrauch

* Dies sind Mischungsvorschläge, um die reinigende und segnende Wirkung zu unterstützen, jedoch keine vollständige Auflistung, womit dieses Räucherwerk gemischt werden kann. Es sind noch viele andere Kombinationen möglich, die hier nicht alle aufgeführt sind.

ZUM WEITERLESEN

Bader, Marlis: Wohnen in guter Energie: Räuchern und Rituale für Haus und Wohnung. Kösel (2006)

Beiser, Rudi: 13 magische Heilpflanzen: Die Pflanzenseele erkennen, Heilkräfte nutzen. Kosmos (2015)

Brunner, Adelheid: Pflanzen-Schamanismus. Sich mit der Natur verbinden. Kosmos (2018)

Der Kosmos-Pflanzenführer: Über 900 Blumen, Bäume und Pilze, 1200 Abbildungen. Kosmos (2014)

Fischer-Rizzi, Susanne: Das Buch vom Räuchern. AT-Verlag (2008)

Fuchs, Christine: Räuchern im Rhythmus des Jahreskreises. Kosmos (2015)

Fuchs, Christine: Räuchern in Winterzeit und Raunächten. Heilkräftige Mischungen und Rituale. Kosmos (2012)

Fuchs, Christine: Räuchern mit heimischen Pflanzen. Kosmos (2016)

Fuchs, Christine und Maxelon, Caroline: Räuchern mit Weihrauch und heimischen Harzen (2018)

Fuchs, Christine und Maxelon, Caroline: Räucherstoffe aus aller Welt. Nymphenburger (2019)

Hensel, Wolfgang: Welche Heilpflanze ist das? Kosmos (2014)

Hess, Sam: Geist der Geister. Streifzüge durch unbekannte Welten. alea active (2017)

Hess, Sam: Wanderer in zwei Welten. AT-Verlag (2010)

Kinkele, Thomas: Heimische Räucherpflanzen. Windpferd (2010)

Schönfelder, Ingrid und Peter: Der Kosmos-Heilpflanzenführer. Kosmos (2019)

Spohn, Margot: Was blüht denn da? Kosmos (2015)

Spohn, Margot: Welcher Baum ist das? Kosmos (2017)

Storl, Wolf-Dieter: Die Seele der Pflanzen. Nymphenburger (2018)

Stumpf, Ursula: Meine Pflanzenmanufaktur. Kosmos (2016)

Stumpf, Ursula: Unsere Heilkräuter. Kosmos (2016)

Tuczay, Christa Agnes: Geister, Dämonen – Phantasmen. Marixverlag (2015)

DURCHFÜHRUNG VON HAUS- UND FIRMENRÄUCHERUNGEN

Sam Hess, **www.waldmystik.ch**, E-Mail: *waldmystik@bluewin.ch*

Christine Fuchs, **www.christinefuchs.de**, E-Mail: *christinefuchs@posteo.de*

BEZUGSQUELLEN

LAB.DANUM DIE RÄUCHERMANUFAKTUR

LAB.DANUM – Die Räuchermanufaktur: **www.labdanum.de**

Räucherwerk zur Hausräucherung: **labdanum.de/Hausraeucherung_1**

HAUSRÄUCHERUNGS-ONLINEKURS

Christine Fuchs

www.christinefuchs.de/hausraeucherung

WEITERFÜHRENDE INFOS

Pflanze³ [pflanzehochdrei] Wissen. Anwenden. Erleben.

Mehr über reinigende Pflanzen und ihre Rundum-Wirkung aus 3 Perspektiven: **www.pflanzehoch3.de**

INFORMATIONEN IM INTERNET

Räucheranleitungen zum Download: **www.richtigraeuchern.de**

Infos über die Raunächte: **www.raunächte.de**

Infos zum Räuchern mit Wildkräutern: **www.räuchern-mit-wildkräutern.de**

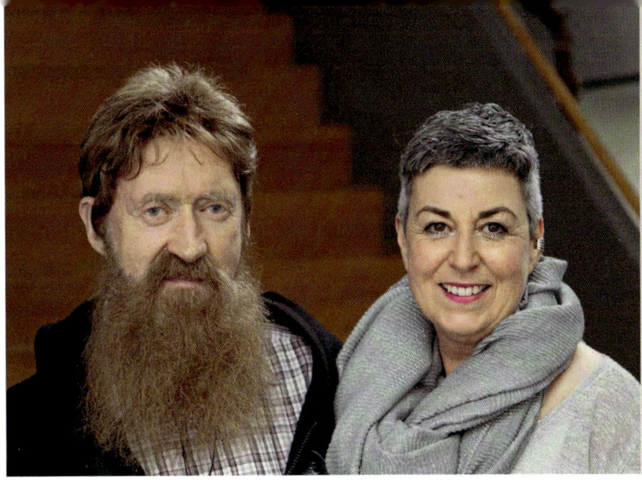

DIE AUTOREN

CHRISTINE FUCHS lebt ihre Leidenschaft fürs Räuchern seit nahezu 20 Jahren. Ihr beruflicher Werdegang begann jedoch eher klassisch: BWL Studium, 17 Jahre schwäbischer Automobilkonzern im Bereich der Organisations- und Führungskräfteentwicklung. Mehrere Räucher- und Heilpflanzenausbildungen und eine unsagbare Portion Mut führten 2008 zur Gründung der Räuchermanufaktur LAB.DANUM in Magstadt bei Stuttgart. Diese umfasst heute einen Onlineshop mit ausgewähltem Räucherwerk und Zubehör, einen kleinen Räucherladen, ein Kursprogramm sowie eine Räucherausbildung. 2019 wurde sie vom Bundesministerium für Wirtschaft und Energie im Rahmen der Initiative »FRAUEN unternehmen« als Vorbild-Unternehmerin ausgezeichnet. Im Zuge dessen berät sie Frauen auf dem Weg in die Selbstständigkeit. Mit dem Räucherwissen alter Kulturen die seelischen und mentalen Herausforderungen eines modernen Alltags zu bereichern, ist auch hier ihr Anliegen. **www.labdanum.de**

SAM HESS ist Mystiker und arbeitet als Heiler und Berater im rein geistigen Bereich. Er wurde 1951 in eine Försterfamilie in einem Schweizer Bergdorf hineingeboren. Während seiner Kindheit hatte er zahlreiche Begegnungen mit Geistwesen. Glücklicherweise war er von Menschen in seiner Familie umgeben, denen er sich anvertrauen konnte und die Verständnis für seine besondere Veranlagung und Gabe der Hellsichtigkeit und der Einsicht in andere Welten hatten. Mit deren Unterstützung war es ihm möglich, die für ihn als Kind oft herausfordernden Vorkommnisse zu verarbeiten. Er war über 44 Jahre als Förster tätig und setzt heute seine Hellsichtigkeit und die Fähigkeit, Energiefelder aller Art zu erkennen, vorwiegend für die Heilung von Menschen sowie zur Reinigung von Häusern und Wohnungen von unerwünschten Geistwesen ein. Er gibt Kurse und Seminare zur Mystik des Waldes, der Heilkraft der Bäume, Spiritualität und über Naturgeister. In authentischen Vorträgen erzählt er über die »Welt der Geister« und seine besondere Wahrnehmungsgabe. Sam Hess lebt in Engelberg. **www.waldmystik.ch**

REGISTER

DANK

Ein herzliches Dankeschön an alle, die mit großem Engagement und Motivation immer wieder aufs Neue zu solchen Buchprojekten beitragen: Dr. Stefan Raps, Monika Riedlinger und viele andere helfende und kreative Verlagsköpfe. Bei Sam Hess bedanke ich mich für seine sehr spontane Bereitschaft, dieses Buch zusammen mit mir zu »stemmen«. Für Austausch, Inspirationen und den Zugriff auf ungewöhnliche Hintergrundlektüre geht ein großes Danke an zwei Sabines: Pohl und Fartash. Und ein ganz, ganz dickes Danke an Sylvie Kerler, die so bereitwillig ihr wunderschönes Zuhause fürs Fotografieren mit meinem Lieblingsfotografen Roberto Bulgrin (danke auch dir, lieber Roberto) geöffnet hat.

Christine Fuchs

BILDNACHWEIS

26 Farbfotos wurden von Roberto Bulgrin für dieses Buch aufgenommen.

Mit 96 Farbfotos von **Roberto Bulgrin, www.roberto-bulgrin.de** (30, S. 4, 19, 20, 24, 25, 26, 29, 31, 32, 35, 36, 39, 45, 56, 59, 61, 62, 64, 83, 90, 94, 96, 97, 99, 100, 102, 103, 110, 121), **AdobeStock** (33; S. 6 (Christian Hillebrand), 7 (spuno), 8 (ekramar), 9 (GordonGrand), 11 (Lars Gieger), 12 (fottoo), 13 (habrda), 14 (Erica Guilane-Nachez), 15 (bassemadel), 16 (pressmaster), 17 (afateev), 18 (tunedin), 22 (Marco2811), 23 (pressmaster), 28 (Pavlo Vakhrushev), 43 (Mapics), 47 (Matthias Krüttgen), 48 (bizoo_n), 50 (artjafara), 53 (Africa Studio), 55 (Leonid), 69 (Monkey Business), 70 (pressmaster), 73 (Pixelheld), 75 (SusaZoom), 77 (photology1971), 79 (stephm2506), 80 (Archivist), 85 (Kostyantyn Ivanyshen) 87 (trekandphoto), 88 (Jacob Lund), 93 (New Africa), 95 (Brilliant Eye), 105 (grosche.nrw), **shutterstock/mavo** (1, S. 66), **Andrea Maucher, www.farbundstilreich.de** (11, S. 21, 27, 104 und Klappen vorne) und **Christine Fuchs** (22, S. 10, 107, 109 sowie Klappen hinten)

IMPRESSUM

Umschlaggestaltung von STUDIO LZ, Stuttgart unter Verwendung eines Farbfotos von Roberto Bulgrin. Das Foto zeigt ein Räucherstövchen.

Mit 97 Farbfotos.

Aktualisierte Ausgabe
Erstauflage erschienen im Jahr 2019 bei nymphenburger in der F. A. Herbig Verlagsbuchhandlung GmbH, Stuttgart.

ISBN 978-3-485-02948-3
Lektorat: Monika Riedlinger-Sinanmis
Satz: Katrin Kleinschrot, Stuttgart
Produktion: Angela List
Druck und Bindung: Westermann Druck Zwickau GmbH
Printed in Germany / Imprimé en Allemagne

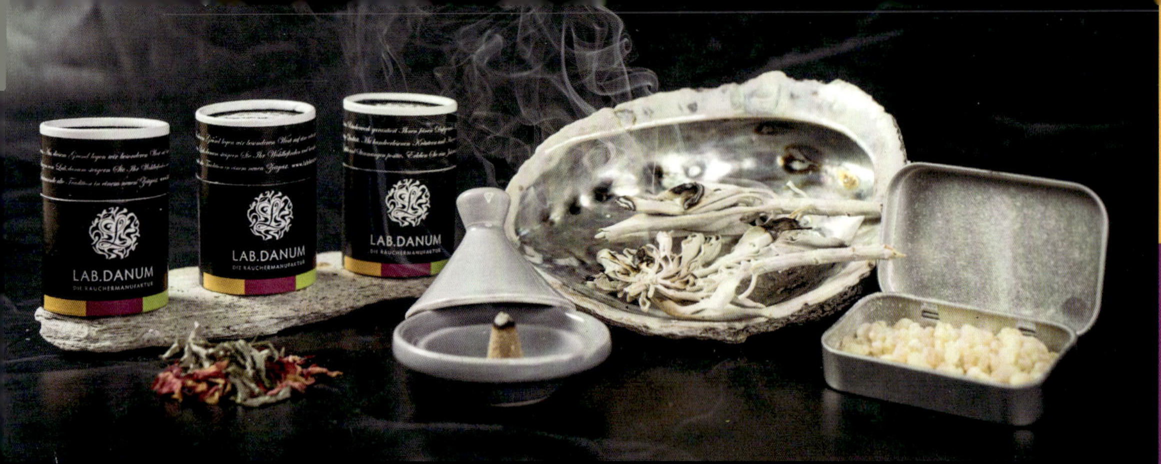
LAB.DANUM
DIE RÄUCHERMANUFAKTUR

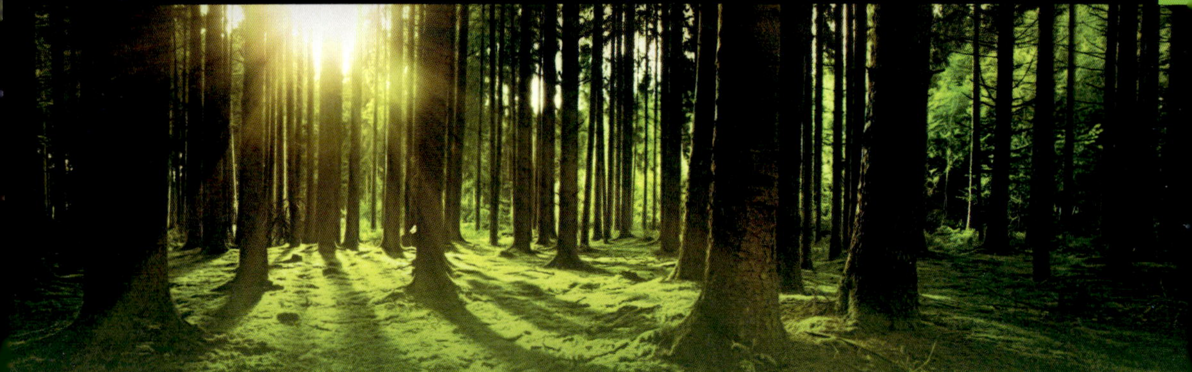